SCORPIO

JAKOB BÖSCH

PARAPSYCHIATRIE

Streifzüge eines Psychiaters
zwischen
Schulmedizin und Geistheilung

SCORPIO

MIX
Papier aus verantwortungsvollen Quellen
FSC® C014496
FSC www.fsc.org

Umschlaggestaltung: Hauptmann & Kompanie Werbeagentur, Zürich
Satz: BuchHaus Robert Gigler, München
Druck und Bindung: GGP Media GmbH, Pößneck
ISBN 978-3-943416-27-5

www.scorpio-verlag.de

INHALT

ES GIBT NICHT NUR EIN JENSEITS ODER: »WER HEILT, HAT RECHT!«

Ich muss nur wenig mehr als drei Jahre alt gewesen sein.

Alle viere von mir gestreckt, liege ich auf dem Rücken im saftigen Gras und spüre mich von der Erde getragen. Es ist ein strahlender Frühlingstag, die Sonne steht im Zenit. Ich schaue in die gleißende Scheibe. Es blendet so stark, dass sich meine Augen von selbst schließen. Und doch sehe ich die Sonne weiter. Sie ist am Himmel. Sie ist auch in meinem Inneren. Eine glänzende, wohlige Wärme durchströmt meinen ganzen Körper. Ob ich etwas denke? Vielleicht bin ich noch zu klein dafür.

Aber ich spüre, dieses so mächtig glänzende, warme Licht ist das Licht des Himmels. Es ist auch das Licht der Erde. Alles in mir ist durchstrahlt und durchleuchtet. Es gibt keinen Himmel getrennt von mir. Es gibt keine Erde getrennt von mir. Himmel und Erde sind in mir. Ich bin auf der Erde und im Himmel. Keine Trennung, nur Glückseligkeit. Es ist vollkommene Geborgenheit. Vollständiges Aufgehobensein.

Ich kann heute nicht mehr sagen, wie lange dieser Zustand anhielt. Eigentlich war es ja ein zeitloser Moment. Die Glückseligkeit aber, die ging vorbei. Die Sonne zog sich wieder an den Himmel zurück. Der Himmel war wieder oben. Und ich unten auf der Erde. Ich erinnere mich: Erde – braune, weiche Erde – hatte ich gesucht, bevor ich mich hinlegte. Erde, die ich mit dem Schäufelchen in mein kleines buntes Kesselchen schaufeln konnte. Dort beim Acker gab es solche Erde, die sich sammeln ließ. Nachdem das Leuchten vorbei war, sammelte ich meine Erde ein, und das Leben ging weiter. Aber die Erfahrung des Leuchtens blieb mir in deutlicher Erinnerung. Eine Sehnsucht war geweckt, die mich durch mein ganzes Leben begleiten würde.

Eine Kindheit im Appenzeller Land. Wenn man so will, eine Kindheit wie aus dem Bilderbuch. Spätabends nach der Stallarbeit lagen unsere Kühe im Stroh. Zwischen den schwer atmenden Tieren todmüde im frischen Stroh auszuruhen, das war wie Sonne im Bauch. Kann man solche Geborgenheit nachempfinden, wenn man sie nicht selbst erlebt hat? Geborgenheit schafft innere Bilder, auf die man ein Leben lang zugreifen kann. Auch Zeit zum Träumen ergab sich immer wieder. Beim Kühehüten und gleichzeitigen Spielen mit den Füßen in der nass-cremigen Erde. Und der Säntis war immer da, je nach Jahreszeit grünblau oder weiß leuchtend, schob er sich kraftstrotzend in den Himmel, dessen eigentlich unermessliche Weite durch ihn fast eng wurde. Der Berg beschützt das Tal mit seiner unerschütterlichen Ruhe.

Bilderbücher sind schön. Das Leben auch, aber nicht nur. Angst, Schock, Entsetzen bilden eine Art Gegenpol.

Zwischen Mitternacht und Morgengrauen: Es ist der tobende, betrunkene Vater, der die Familie urplötzlich hellwach werden lässt. Die Angst um die Mutter reißt in mir ein Gefühl der Bodenlosigkeit auf. Keine Spur von Geborgenheit ist mehr da. Soll ich aufstehen, mich einmischen? Vom Ohrenzeugen auch noch zum Augenzeugen werden? Manchmal ist die Mutter dann am Morgen verschwunden. Einfach weg, ohne Nachricht! Kein Lebenszeichen, womöglich über Tage hinweg. Die Angst ist grenzenlos! Lebt sie noch? Ist sie über die Brücke ins tiefe Tobel in den Tod gesprungen? Ich meine, nicht mehr atmen zu können. Der Mutterbub weint ohne Pause. Und da entsteht Nähe zum Vater, die sonst nicht möglich ist:

»Du musst nicht Angst haben! Die Mutter kommt schon wieder!«

Doch das Erstickungsgefühl geht nicht weg. Und Schlaf ist kaum möglich. Bei jedem kleinen Geräusch wache ich auf. Ist die Mutter zurückgekommen? Nach zehn oder 100 falschen Geräuschen höre ich sie wirklich. Endlich kann ich im Schlaf wieder Geborgenheit finden.

Noch eine Nähe zum Vater gibt es in der Erinnerung, auch sie verbunden mit Angst und Schrecken. Die Mutter hat uns hinausgeschickt, mich und meine zwei älteren Geschwister, um ihn zu suchen und wieder heimzubringen. Wir alle wissen, er könnte sich umbringen. Als ich ihn finde in der Dunkelheit, schon fast beim Wald, mit dem Strick in der Hand, umklammere ich seinen Oberschenkel:

»Komm zurück, komm zurück!«

Der einzige Liebesbeweis, den ich ihm geben konnte und der ihn vielleicht erreichte in seiner Einsamkeit. Jedenfalls ist er wieder umgekehrt. Auch das sind Bilder, die mich heute noch begleiten, ob ich will oder nicht.

Was wäre, wenn es eine Welt gäbe nur mit der Geborgenheit, dem Licht, dem Frieden? Mit Himmel und Erde wieder als eins in mir, wie damals, als ich, ausgestreckt auf der Erde liegend, für diesen einen zeitlosen Moment im Himmel weilte. Irgendwann, als erwachsener Mann, vermochte ich mit alldem Frieden zu schließen. Mich mit dem Vater versöhnen, innerlich und äußerlich. Das Licht brach wieder durch. Befreite den Himmel und befreite die Erde neu. Ein Kreis aus Licht und Schatten rundete sich. Eine Spur führt von der Kindheit bis zu diesem Punkt.

Sie ließ mich schon als Jugendlicher nicht mehr los, die Sehnsucht danach, auf der Erde den Himmel zu suchen. Nur wie ihr folgen? In der Schmalheit des Tals werden die Gedanken der Menschen eng. Oder sie fliegen hinauf zum Höchsten. Wie bei meiner Mutter. Ihre frommen Bücher hatten es mir angetan, ich lernte schon vor der Einschulung fließend lesen. Ein Werk stach heraus. Ich konnte nicht genug davon bekommen, darin zu lesen. Es war ein abgegriffener, total zerlesener Band, mit einem sehr umständlichen Titel:

Reisen in den Mond, in mehrere Sterne und in die Sonne. Geschichte einer Somnambüle in Weilheim an der Teck im Königreiche Württemberg in den Jahren 1832 und 1833. Ein Buch, in welchem Alle über das Jenseits wichtige Aufschlüsse finden werden.

Die Jungfer Philippine Demuth Bäurle wurde 1816 geboren. Über ihre eigentliche Biografie scheint nichts überliefert zu sein. Sie wird wohl zeitlebens nicht weit über die Grenzen ihrer engsten Heimat hinausgekommen sein. Außer in ihren Trancereisen. Die führten sie überallhin. Sie war eine jener großen Naiven des Spiritismus jener Zeit, in denen die hartnäckigste Bodenständigkeit angelegt war. Es gab ja auch jene weit gereisten ihrer Kollegen, die ein Leben im Umfeld der Schönen, Reichen und Mächtigen führten, etwa den urbanen Franz Anton Mesmer oder die weltläufige Helene Petrovna Blavatsky. Philippine war von anderem Schrot und Korn als jene. Ein schlichtes Gemüt tat ihren visionären Fähigkeiten keinen Abbruch, im Gegenteil.

Philippine Bäurle gelangte im Jahre 1832 in tiefer Trance – natürlich nach vielen Vorstufen des Aufstiegs – bis in das »Neue Jerusalem«, was heute noch den Gläubigen unseres Kulturkreises als die höchste Stufe des Himmels gilt. Eben an jenen Ort, wo Gott wohnt. Oder wohnen soll. Als ich noch im Primarschulalter das Buch las, waren mir Begriffe wie »Tiefschlafbewusstsein« oder »Selbsthypnose« selbstredend ebenso fremd wie die Rückseite des Mondes, die Philippine *in natura* erblickt haben wollte. Aber irgendwie muss in mir doch eine Resonanz ihr stilles Werk getan haben, denn beim Lesen gelangte ich in einen traumhaften Zustand. Besonders beeindruckte mich die Ähnlichkeit der, laut Philippine, mit Edelsteinen gepflasterten und mit Gold beschlagenen Tore des Neuen Jerusalem mit meiner eigenen, nun schon Jahre zurückliegenden Vision:

»Was aber diese Gassen und Thore für einen Glanz von sich geben, das kann ich unmöglich aussprechen. Der Glanz der Edelsteine ist so stark, dass man sich nicht darinnen sehen kann; es kommt mir gerade so vor, als wenn man sich in der Sonne spiegeln wollte.«

Noch heute vibriert es in meinem Inneren, wenn ich diese Sätze lese. Aber nicht das, was dort wörtlich steht, erzeugt das Vibrieren. Philippines Worte als solche erscheinen mir heute als etwas gestelzt – doch das ist dem Zeitgeschmack geschuldet. Es sind vielmehr die Erinnerungen an die damalige Wirkung, welche die Lektüre auf mich hatte. Mein Herz brannte vor Sehnsucht nach diesem Himmel. Nur Geborgenheit! Nur Licht und Glückseligkeit! Alles wollte ich tun, um meine Chance zu erhalten, irgendwann in dieses Neue Jerusalem zu kommen, in die Nähe des Wohnsitzes Gottes und seines Sohnes Jesus.

Die Wirklichkeit allerdings war anders. Ich sehe mich noch

deutlich im kältesten Winter, wo der Inhalt des Nachttopfs ein einziger Eisklumpen war, nur in Hemd und langen Unterhosen, von der laubgefüllten »Matratze« meines Bettes steigen und auf den Boden knien, die Stirn auf den kalten Holzboden gedrückt. Die Inbrunst des Flehens zu Gott und zu Jesus kann ich als Erinnerung noch heute in meiner Brust spüren. Diese Mischung von unglaublicher Sehnsucht und Verzweiflung ist dann wieder da: wie ich mit voller Hingabe für ein reines Herz, für nie erlahmende Gottesliebe und um Mut für ein klares Bekenntnis zu Gott bete. Ich erinnere mich an mein immer und immer wieder gegebenes Versprechen, stets fromm zu sein, mein ganzes Leben lang, wenn Jesus mich nur erhören würde. Dieses Versprechen wiederholte ich hundertfach, als mein kleiner Bruder nach einem Sturz vom Heustock eine Woche zwischen Leben und Tod schwebte.

Noch immer abrufbar ist auch das Gefühl unermesslicher Enttäuschung, als ich, eines kalten Wintermorgens erwachend, von meinem Bett aus an der Decke unserer Schlafkammer die altbekannten Astmuster und Astlöcher gewahrte. Mehrmals musste ich mein Bett, die Betten meiner Brüder und die ganze Kammer überprüfen, bis ich glauben konnte, dass Gott mich wirklich nicht hatte sterben lassen. War ich doch am Vorabend mit so viel Hoffnung und Vertrauen eingeschlafen, das hohe Fieber wäre vom lieben Gott geschickt worden, um mich während der Nacht im Schlaf in den Himmel zu holen!

Warum hat der liebe Gott mich denn nicht zu sich gerufen? Sind meine mangelnde Frömmigkeit, meine unreinen Gedanken, meine zu schwache Liebe für Jesus der Grund für diese grauenhafte Enttäuschung?

Die Philippine Demuth Bäurle muss wohl ein viel reineres Herz gehabt haben als ich, dass sie schon mit 16 Jahren ins

Paradies reisen konnte, sogar bis in das Neue Jerusalem. So war es doch in Mutters unscheinbarem Büchlein beschrieben, das 1870 bereits als 26. Auflage in St. Gallen gedruckt worden ist. Viele, viele Menschen mussten es also schon gelesen haben, und doch sprach hier niemand davon! Das kann ich als Bub nicht begreifen. Nicht einmal meine Geschwister kennen den Inhalt. Wie kann das sein? Ein Bericht direkt aus dem Himmel, und fast niemand interessiert sich dafür ... Dabei steht doch in der Einleitung: »Dieses Hellsehen beruht auf keinerlei Täuschung, oder gar Betrug; bewährte Männer treten als unverwerfliche Zeugen auf.«

Warum also schaffe ich nicht, was die Philippine erreicht hat? Schon vor den eigentlichen Reisen ist sie oft und ganz unvermittelt in kurzen, aber sehr tiefen Schlaf verfallen. Aus diesen Zuständen konnte sie mit keinen Mitteln geweckt werden, ist aber immer von allein nach gewisser Zeit wieder aufgewacht. Die beigezogenen, sehr renommierten Ärzte fanden keine Krankheit und bezeichneten diese seltsamen Zustände als Somnambulismus (Schlafwandeln). Das Mädchen ist aber nicht etwa herumgewandert. Und man konnte sich mit ihr unterhalten, während sie so schlief: Sie erzählte dann von einem geistigen Führer, der sich regelmäßig bei ihr melde. Alles wurde aufgeschrieben, man war ja schließlich schon damals gründlich in Deutschland. Denn nach dem Aufwachen wusste sie selbst gar nichts mehr von dem, was sie gesehen und gesprochen hat. Und es musste doch bewahrt werden! Zahlreiche Berühmtheiten reisten von weit her an und waren offensichtlich sehr beeindruckt.

Philippine selbst bewegte sich nicht vom Fleck und reiste doch weiter als jeder andere Mensch. Natürlich auch in die Hölle, wo ein gar schreckliches Seufzen, Murren, Wehklagen und Zähneklappern war. So gehörte es sich auch – das war für mich, der scheinbar mühelos in die vom Schuld- und Sühnegedanken geprägte christliche Glaubensstruktur seiner ländlichen Heimat hineinzuwachsen schien, so klar wie das Amen in der Kirche.

Und Philippine schilderte in ihrer Trance in eindrücklicher Weise den Mond. Dieser ist nach ihrer Wahrnehmung nicht etwa ein kalter, unwirtlicher Gesteinsbrocken, sondern ein ganz besonderer Ort, nämlich die erste Stufe der Seligen, »... lichter, feiner und milder als die Erde. Es sind hier Berge, Thäler, Flüsse, Seen, Bäume, Wald, schöne Gärten, Städte und vielfältig einzelne und wieder mehrere Gebäude bei einander.«

So gelangte sie zu allen Planeten mit immer höherer Seligkeit, bis zur Sonne – und eben ins Neue Jerusalem mit den 144 000 allein Auserwählten, wie in der Offenbarung des Johannes beschrieben. Jene Sphäre, die so unbeschreiblich glänzend schön ist, dass auch eine Philippine sie gar nicht lange ertragen kann. Ja, hier in diesem Büchlein war es beschrieben. Für mich und für alle Menschen. Keine Angst mehr, keine Schrecken! Nur noch Licht, Glückseligkeit, Geborgenheit ...

Zwar hoffte ich, selbst als Senn später auch die irdische Geborgenheit zu finden, wie ich sie bei unserem Winterknecht Sepp erlebte beim sommerlichen Besuch in seiner Hütte auf der Schwägalp. Wie er in aller Ruhe für mich Fenz kochte und mir die Decke für den Schlafplatz im Heu zeigte. Außer dem friedlichen Geläut der Kühe störte kein Ton die Stille der Nacht. Wenn der liebe Gott mich tatsächlich noch nicht zu sich holt, so dachte ich, kann ich immer noch auf die Geborgenheit der Alphütte hoffen. Doch das konnte die Sehnsucht nach der Glückseligkeit des Neuen Jerusalem nicht ersetzen.

Jedenfalls ist dies *mein erstes Jenseits* gewesen. Es konnte kaum getrübt werden. Ein Quell der Sehnsucht und der Hoffnung, so wirklich und rein wie bei der Philippine!

Schon bald sollte mein Leben eine andere Wendung nehmen. Sechs Wochen Quarantäne wegen Gelbsucht, der endemischen Hepatitis. Sechs Wochen Isolation in der kalten Kammer im kältesten und schneereichsten Januar und Februar seit Jahren. Begleitet vom ständigen Brummen der gefrorenen Telefondrähte. Und mit dem ständigen Beten auf dem kalten Holzboden. Nach sechs Wochen war da ein anderer Mensch draus geworden. Einer, der es wagte, der Mutter zu sagen:

»Ich will nicht Senn werden! Ich will als Missionar nach Afrika!«

Doch wie sollte das gehen? Aus der Halbtagesschule für die Bauernkinder in die Lateinklasse der Sekundarschule?

»Soll er halt kommen, als Provisorischer«, kam die beglückende Rückmeldung über hilfreiche Vermittler. Auch der Übertritt ins Gymnasium zwei Jahre später gelang. Da hat der Sündenfall schon begonnen, der niemals von heute auf morgen geschieht, sondern immer in einzelnen Schritten, welche die Stufen eines fortschreitenden Bewusstseins markieren, das die Märchen und Mythen der Kindheit Stück für Stück entzaubert. Das kritische Denken lässt sich nicht aufhalten. Das sollte der liebe Gott sein, der seinen Sohn kreuzigen lässt? Auch der Missionar in mir konnte diesem neuen Denken nicht standhalten. So ist etwas ganz anderes aus mir geworden. Astronomie, Relativitätstheorie und Quantenphysik konnten der Philippine und ihren Nachfolgern bis ins 21. Jahrhundert nichts anhaben. Mir mit meinem ständigen Wissensdrang aber schon. Und wo liegt die Wahrheit? Die schönen Berge, Flüsse und Wälder auf dem Mond können nicht wahr sein. Und wie steht es denn mit der Wahrheit in der Offenbarung des Johannes? Mit Gottes Sprechen zu Moses auf dem Berge Sinai? Mit der Auferstehung Jesu? Mit der Bibel überhaupt? Ich wurde Arzt, Hirnforscher, Hochschullehrer gar. Der Drang nach wissenschaftlicher Erkenntnis und die Hoffnung auf Einsicht in spirituelle Zusammenhänge fanden in meiner persönlichen Gedankenwelt zu einer ebenso widersprüchlichen wie ungezwungenen Koexistenz.

Ist es nicht so: Schon ungezählte Male hat Gott zu Menschen gesprochen, oder Menschen haben das Jenseits besucht – von Abraham bis zu Neale Donald Walsch. Dazwischen liegen nicht nur ein paar Jahrtausende, sondern ganze Welten. Und muss man nicht sogar in Rechnung stellen, dass es jeder irgendwann in sein ganz eigenes Jenseits schafft? Es gibt Botschaften für die biblischen Propheten, für Maria und Jesus und für all die Heiligen. Es gibt auch die Mitteilungen der aufgestiegenen Meister und tausendfache Kontakte zu verstorbenen Verwandten, spirituellen Geistwesen, Engeln und Dämonen. Die einen brauchen Hilfe und müssen ins Licht geführt werden. Die anderen suchen nach ihrem Ableben noch Vergebung für ihre in der irdischen Zeit begangenen Sünden. Und immer wieder melden sich übergeordnete Instanzen, die uns helfen wollen. Ob aus dem Neuen Jerusalem, ob aus fernen Galaxien oder sogar aus parallelen Universen. Daneben leben auch manche schamanische Traditionen fort, mit Reisen in die Oberwelt, in die Anderswelt oder in die Unterwelt.

Eines kristallisiert sich heraus: Entweder man verwirft all das in Bausch und Bogen, was mit »Jenseits« zu tun hat – oder man erkennt an, dass es nicht nur EIN Jenseits gibt. Wenn schon, dann gibt es Tausende und Abertausende von unterschiedlichen Visionen und Erfahrungen jenseitiger Welten. Es ist allzu offensichtlich, dass da unsere irdischen Erfahrungen und Bilder mit einfließen und die Gestalt und die Beschaffenheit der Jenseitswelten zustande bringen. Und es fällt auf, wie sehr sich die Visionen und Jenseitsbotschaften aus Vergangenheit und Gegenwart am jeweils gerade gültigen Weltbild orientieren. Sie sind immer auch ein Abbild unserer irdischen, der jeweiligen Zeit entsprechenden Ordnung unserer Welt und der darin herrschenden Ansichten. Nicht zufällig hat Philippine nie in ein Paralleluniversum reisen können. Für sie gab es nur EIN Jenseits, EIN Paradies, EINEN Thron Gottes.

Ich gehöre nicht zu denen, die solche Erfahrungen, selbst wenn sie mit nur schwer erträglichem Alleinvertretungsanspruch daherkommen, durchweg für doofen Humbug halten. Schon bei den somnambulen Hellsichtigen des 19. Jahrhunderts wurde eine erweiterte Wahrnehmungsfähigkeit vielfach nachgewiesen. Sie konnten in tiefster Trance die richtige Zeit ansagen. Ebenso vermochten sie Menschen, die kilometerweit entfernt waren, korrekt zu beschreiben. Sie erkannten, ohne sie vor sich zu haben, ihr Äußeres, ihre Anliegen und ihre Krankheiten. Doch nach dem Aufwachen hatten sie keinerlei Erinnerung an alles, was sie erlebt und gesagt hatten. Auch heute noch arbeiten viele Geistheiler in Trance. Auch sie haben nachher keine Erinnerung an ihr Tun. Und Heilungen »durch den Geist« kommen immer wieder vor. Ich behaupte es aus Erfahrung und ohne Hemmung! Kommen diese Heilungen aber aus einem Jenseits? Ist es kanalisierte göttliche Energie? Oder ist es Informationsübertragung aus einem universellen Informationspool? Oder gar nur Placebo oder Trickserei? Das einzig Sichere ist für mich:

Es gibt Heilungen, und wer heilt, hat recht!

Also, was ist das mit dem Himmelslicht, mit dem Göttlichen, mit der Gottnähe? Die Suche nach Antworten hat mich fast mein ganzes Leben lang begleitet. Die Faszination dieser geistigen Ebene ist für mich immer da. Die der Naturwissenschaften ist für mich ebenso präsent. Für mich gibt es nicht das eine ohne das andere. Ich bin Arzt im schulmedizinischen Sinne, und ich fühle mich den Heilern und Medien nahe, die vom »Göttlichen« reden, ohne es näher benennen oder eingrenzen zu können.

Mit dieser Einstellung habe ich mein gesamtes berufliches Leben verbracht. Auch als Chef und Repräsentant einer nicht ganz unwichtigen psychiatrischen Institution in einem mitteleuropäischen Land. Gerade als solcher habe ich es mir, ich darf das wohl sagen, nicht eben leicht gemacht, indem ich stets eintrat für meine Überzeugung: »Wer heilt, hat recht.« Natürlich weiß jeder, dass es vieles gibt zwischen Himmel und Erde, das wir Menschen nicht erklären können. Und keiner meiner Berufskollegen, die sich zum Glauben an die Auferstehung im Fleische bekennen, hätte deshalb irgendwelche Konsequenzen zu befürchten. Ihr Denken und Glauben bewegen sich in eingeschliffenen Bahnen. Die Widersprüche sind eingeschläfert worden. Und da kommt einer wie ich und will diese Widersprüche einfach aufwecken, einfach klären. Das stört, das ist unerhört! Doch noch niemand hat bewiesen, dass es keine Gespräche von Verstorbenen mit Lebenden gibt! Und hätte er es hundertmal aufgezeigt, hätte er immer noch nichts bewiesen. Auch wenn ich hundertmal bei meiner Suche nach schwarzen Schwänen nur weiße finde, habe ich noch nicht bewiesen, dass es nirgends schwarze gibt. So finden sich denn Gläubige und Skeptiker im Nichtwissen und im bloßen Glauben wieder vereint. Kann der Spagat gelingen, ein gläubiger Mensch und Skeptiker gleichzeitig zu sein?

WEICHENSTELLUNGEN

Da bin ich nun der Psychiatrie-Chefarzt geworden. Eine gute Zeit liegt vor mir, da bin ich zuversichtlich. Aber warum nur schleicht sich schon bald diese unbestimmte Empfindung ein, es nähere sich etwas Unberechenbares, Schweres? Ich kehre gerade von einem Kongress aus St. Petersburg zurück, und da ist es auch schon geschlüpft, wie ein missratenes Küken aus einem schlecht bebrüteten Ei. Nein, nicht Herzinfarkt, nicht Krebs. Es ist das eingetroffen, woran ich am wenigsten gedacht habe: Ein anderer Mann ist ins Leben meiner Frau getreten. Zuerst banalisiere ich, dann mache ich Druck. Will mir nicht eingestehen, wie ernsthaft die Sache für sie und damit auch für mich und die Kinder ist. Der Gedanke ist mir unerträglich: Unsere Kinder erleben das Zerbrechen der elterlichen Verbindung. Und das im sensiblen Alter zwischen elf und 17 Jahren! Obwohl, und eigentlich weiß ich es ja aus zahlreichen Beratungsgesprächen: So etwas kommt immer zum falschen Zeitpunkt. Ich muss mir eingestehen: Es sind auch meine eigenen Verlassensängste, aus der eigenen Kindheit rührend, die sich jetzt zur Panik hochschaukeln. Bis hin zur altbekannten körperlichen Empfindung, dass da etwas auf die Brust drückt und einen zu ersticken droht.

Wo finde ich Hilfe?

Meine Psychotherapieausbildung ist sehr breit, das müsste locker für alle Symptome reichen, die mich jetzt plagen. Doch was nützt die Breite, wenn man in der Tiefe leidet? Ich kann mich ja schlecht bei mir selbst auf die Couch legen. Auch werde ich schwerlich bei jemandem aus dem unmittelbaren Kollegenkreis Beistand finden. Erstens, weil ich hier selbst der Ober-Therapeut bin. Da will dann niemand so richtig ran. Zweitens und verschärfend, weil ich hier auch noch als Unruhestifter gelte. Unter meinen jetzigen Kollegen hat sich die Psychoanalyse als vorherrschende Therapieform gehalten. Ich dagegen praktiziere schon lange Systemische Psychotherapie und biete auch Ausbildungen in Paar- und Familientherapie an. Natürlich habe ich diesen Ansatz auch hier vertreten – ich fürchte, sogar mit einer guten Portion missionarischen Eifers. Meine Situation hat etwas von der eines Regenmachers, dessen eigener See ausgetrocknet ist.

Ohne Hilfe kann ich diese Not nicht länger aushalten.

Ich bin Seelenarzt, wie man es früher ganz unverschämt nannte, doch meine eigene Seele tickt wie jede andere. Sie gerät eben manchmal auch aus dem Takt. Und das weckt im Menschen die Bereitschaft, neue Wege zu gehen. Zwar hat mich die Faszination fürs Paranormale und Übersinnliche, die Sehnsucht nach dem Paradies, schon seit der Kindheit begleitet, zwar habe ich ungeheuer viel darüber gelesen und diskutiert – aber *eingestiegen,* so richtig praktisch, bin ich da immer noch nicht. Nun denn, bevor die Depression meine Psyche flächendeckend überwuchert, lasse ich an ihr doch lieber eine metaphysische Rodung vornehmen. Die Gelegenheit ist günstig. Gerade findet eine internationale Publikumsmesse für Geistiges Heilen statt. Man kann auch sagen, es wird das Hochamt alternativer Spiritualität und Heilkunst gefeiert, mit Dutzenden internationaler Referenten in Vorträgen und Workshops und mit vielen Hundert Besuchern. Das alles in einem anerkannten Messezentrum! Nein, die Zunft der Handaufleger, Besprecher und Geistheiler versteckt sich nicht mehr im Hexenhäuschen, sie arbeitet in der Mitte unserer sogenannten Überflussgesellschaft.

Ich befinde mich in der klassischen Situation eines schwere seelische Not leidenden Menschen, dem kein Arzt und keine Klinik helfen kann – wenn auch aus einem nur für mich selbst gültigen Grund – und der deshalb zum letzten Strohhalm greift, nämlich dass mit spirituellem Wissen Heilung bewirkt werden kann. Ob es nun meine echte innere Stimme ist oder einfach nur ein wirrer Gedanke vor dem Hintergrundrauschen eines mentalen Chaos – jedenfalls scheint mir jetzt sonnenklar:

Auf diesem spirituellen Heilerkongress werde ich jemanden finden, dem ich mich anvertrauen kann und der mir aus der Verzweiflung hilft.

Schon bin ich auf der Veranstaltung. Ich höre mir Vorträge an und wohne Demonstrationen bei. Befinde ich mich wirklich am richtigen Ort? Diese Szene ist mir doch etwas fremd. Die Frauen meist in langen, bunten Gewändern. Die Männer (es gibt hier nicht so viele) oft ebenso zögernd und unsicher wie ich. Die Luft ist mit einzeln nicht mehr identifizierbaren Düften reichlich gesegnet. Auf dem angegliederten Eso-Basar wird eine ganze Batterie von Flakons mit leuchtend farbigem Inhalt – heilende und reinigende Essenzen, heißt es – angeboten. Ich muss wohl eine Sekunde zu lange staunend daraufgeblickt haben. Schon erhalte ich ein Angebot für eine probeweise und unentgeltliche Aurareinigung. Ich lehne höflich ab und ziehe weiter. Auf zum nächsten Vortrag!

Er findet in einem der größeren Säle statt, der spielend mehrere Hundert Zuschauer fast. Hinten sind gerade noch wenige Plätze frei. Auf der Bühne spricht eine attraktive Frau mit einer sanften und doch kraftvollen Stimme über die heilende Wirkung der Liebe. Von Minute zu Minute bessert sich mein Befinden. Nein, ich bilde mir das nicht ein. Da ist etwas. Es wäre womöglich zu viel, es eine heilende Wirkung zu nennen, aber es fließt etwas zu mir, und es ist sehr angenehm. Ist es die Ausstrahlung dieser Frau? Ist es die konzentrierte Stille im Raum, die etwas von einem Gottesdienst hat, nur dass die Gesichter der Zuhörer nicht ernst, sondern heiter und gelöst auf mich wirken? Oder ist es beides?

Jedenfalls trage ich mich nach dem Vortrag in eine Liste ein, um mein Interesse an der Teilnahme eines Seminars bei Pamela anzumelden. Allerdings sind nur noch Plätze in einem einwöchigen Intensivkurs frei. Er findet auch noch auf den Kanaren statt. Aber gut, ich habe mich entschieden und nehme teil. Eine besondere Ausstrahlung von Pamela wird nicht nur von mir empfunden, sondern von vielen bestätigt. Ist es unsere Einbildung? Statten wir die Frau mit einem Heiligenschein aus, um uns dann von ihr umso tiefgreifender trösten und heilen zu lassen? Ist es einfach die Gruppenatmosphäre? Sind es die von Pamela gesprochenen Meditationen? Bei mir wohl kaum, denn beim Meditieren werde ich jedes Mal ungeduldig und sehne das Ende herbei. Noch zappeliger bin ich bei stillen Meditationen. Mein Hirn arbeitet einfach weiter und lässt sich nicht in Versenkung verführen. Gut, es werden auch noch allerhand Übungen gemacht, um die eigene Sensitivität zu steigern. Kann ich erfühlen, was da in der herumgezeigten Schachtel liegt? Den ganzen Gegenstand? Wenigstens die Farbe oder die Form des verborgenen Objekts? Eröffnet sich mir der Inhalt eines Schreibens im verschlossenen Briefumschlag? Erhalte ich Bilder vom Zuhause meines Gegenübers? Nach meiner Einschätzung waren andere in diesen Dingen erfolgreicher als ich. Und doch, ich kann es nicht leugnen: Diese Woche tat mir sehr gut. An ihrem Ende sind wieder Frieden und Zuversicht in mir eingekehrt. Die Not und der Schmerz sind erträglicher. Die Hoffnung wieder stärker, die Ehe doch noch retten und die Familie zusammenhalten zu können. Jede Erklärung über die Gründe dieses Stimmungsumschwungs wäre Spekulation.

Beim Abschied auf dem Flugplatz sagt mir Pamela:

»Ich weiß, wie sehr du hoffst, deine Frau halten zu können. Ich habe dich allerdings allein gesehen. Nicht so traurig wie jetzt, sondern sehr kraftvoll und voller neuer Ideen.«

Ein differenziertes Statement, wenn man so will. Allerdings ist für mich jetzt nur ein Satz interessant. Wie ein grässlicher Messerstich ist er mir in den Bauch gefahren:

»Ich habe dich allein gesehen.«

Hat sie das tatsächlich gesehen? Sieht sie wirklich mehr als wir, die Normalsterblichen?

Ihre Prognose passt mir nicht! Das »kraftvoll« kann ich nicht aufnehmen. Nur das »allein« ergreift von meinem Innern Besitz. *Das* will ich auf keinen Fall als Wahrheit akzeptieren. Ich will das Scheitern meiner Ehe nicht wahrhaben, kämpfe verzweifelt weiter um meine Frau. Wochenlang höre ich im Auto Pamelas Kassetten über die heilende Liebe, wieder und wieder, um die Not durchzustehen. Der seelische Schmerz löst sich jedes Mal: so wie eine Tablette körperlichen Schmerz vertreiben kann. Würde ich es nicht selbst erleben, ich könnte nicht glauben, dass eine Rede auf Kassette so viel bewirken kann! Eigentlich glaube ich nicht daran, dass da mit Worten allein eine besondere Energie vermittelt wird. Oder halte ich es doch für möglich?

Dann zieht meine Frau aus. Ein Jahr lang habe ich gekämpft, fast bis zur totalen Erschöpfung. Aber nun, schon wenige Wochen nach ihrem Gehen, spüre ich plötzlich eine Befreiung, eine unglaubliche Kraft in mir. Ich bin überglücklich, dass ich mit den Kindern zusammenbleiben darf, auch wenn gleichzeitig Chefarzt- und Vatersein lange Tage und kurze Nächte ergeben.

Ich erinnere mich an Pamelas apodiktische Sätze am Flughafen. Kann sie also wirklich mehr sehen als wir Durchschnittsmenschen? Und was ist mit ihrer Gabe zur Geistheilung? Sogar Krebs soll sie heilen können. Ich muss da noch ein paar Wochenenden in ihren Kursen verbringen, um näher an die gewünschten Antworten heranzukommen. Und kann es dann nicht leugnen: Jedes Mal verspüre ich anschließend mehr Kraft und Ruhe, erlebe ich größeren inneren Frieden. Und bin sogar äußerlich friedlicher. Das wird mir auch von anderen bestätigt, unaufgefordert. Nur mit dem Meditieren klappt es bei mir weiterhin nicht. Auch auf die Frage, was Pamela kann und wo ihre Grenzen sind beim Heilen, habe ich noch keine klare Antwort. Mein kindliches Herz hat viel Heilung erfahren, mein Forscherverstand drängt nach mehr.

Den besonderen Fähigkeiten meiner Lehrerin in puncto heilender Liebe will ich auf den Grund gehen. Ich will nicht nur davon hören und mehr oder weniger daran glauben. Ich will prüfen, ob tatsächlich Heilungen geschehen, auch auf körperlichem Gebiet. Da genügen aber ein paar Kurse nicht. Es wird kaum gehen ohne engere Zusammenarbeit.

Doch wie kann ich das angehen, ohne dass die Institution in Verruf gerät? Patienten jeder Überzeugung müssen weiterhin

Zugang zu unseren psychiatrischen Angeboten haben, ohne Angst, in einen Sektentempel zu geraten. Zuweisende Fachleute, von Ärzten bis zu Pfarrern und Sozialberatern, dürfen das Vertrauen nicht verlieren. Mitarbeiter und Auszubildende aus Medizin, Pflege, Psychologie, Sozialarbeit, Pädagogik sollen genauso wie bisher wissen, dass ihre Aus- und Weiterbildung nach anerkannten professionellen Gesichtspunkten erfolgt. Wie kann ich diese beiden Schienen nebeneinander verlegen, idealerweise sich sogar kreuzen lassen, sodass daraus ein starker Lauf wird und keine Fahrt in die Sackgasse? Ich arbeite intensiv daran, meine eigenen Unsicherheiten zu bereinigen, meine Zweifel zu klären. Dann melde ich mich bei meinem obersten Chef zur Audienz an. Etwas stotternd zwar und mit heftig klopfendem Herzen, komme ich doch gleich zur Sache:

»Ich möchte Geistiges Heilen konkret erforschen.«

Meine Befürchtungen bezüglich seiner Reaktion erweisen sich als unbegründet. Das ganze Arsenal an überzeugenden Argumenten, das ich sorgfältig vorbereitet habe, kommt gar nicht erst zum Einsatz:

»Sie haben die Reorganisation des Betriebs sorgfältig und erfolgreich durchgeführt. So vertraue ich Ihnen, dass Sie auch solche Forschung nicht weniger gewissenhaft in die Hand nehmen.«

Was für eine Erleichterung! Ich kann es kaum glauben. Er lässt mich auch noch wissen, warum er so erstaunlich aufgeschlossen ist. Seine Großeltern haben den als Heiler legendären und international bekannten »Zegliger Peter« noch erlebt und persönlich von seinen Fähigkeiten profitiert. Er selbst konnte in China Institutionen besuchen, wo die Akupunktur routinemäßig bei Operationen zum Einsatz kam. Mit dieser Unterstützung kann ich das Abenteuer wagen, die Chancen und Risiken von Geistigem Heilen auf der praktischen Ebene zu erforschen!

Allerdings: Vom heftigen Widerstand seitens der Fachkollegen, Gesundheitsbehörden und ihrer Beamten bin ich dann doch überrascht. In dieser Form habe ich damit nicht gerechnet. Da erweist es sich als goldrichtig, vorher den Schritt zum obersten Chef gemacht zu haben.

Die Zusammenarbeit mit Pamela, das ist unter diesen Umständen klar, kann nur schrittweise erfolgen. Das heißt, nicht gleich Patienten mit einzubeziehen, sondern vorerst auf interessierte Ärztinnen und Ärzte setzen. Zehn oder zwölf Kollegen sehen ja auch mehr als ich allein. Sie werden ihre eigenen Beobachtungen machen und Fragen und Hypothesen entwickeln, auf die ich nicht kommen würde. Und sie können ihre Selbstbeobachtungen beisteuern, denn auch Ärzte werden krank und bedürfen der Heilung.

Pamela wirkt jetzt in den Supervisionen mit, die ich für Ärzte und Psychotherapeuten anbiete. Diese Sitzungen verlaufen durchweg in gelöster und heiterer Atmosphäre. Und sie bieten manche Überraschung! Erneut bestätigt sich, dass diese Frau noch ganz andere Dinge sieht als wir Durchschnittsmenschen und dass sie Zusammenhänge erkennt, die auch für psychologisch geschultes Personal nicht unmittelbar ersichtlich sind.

Ein Kollege erzählt in einer dieser Sitzungen, er habe vor mehreren Monaten aufgehört, Fleisch zu essen.

Pamela schaut ihn eher belustigt an:

»Ah ja, und da hältst du dich konsequent dran?«

»Ja, eigentlich schon!«

»Sehr konsequent oder ziemlich konsequent?«

Jetzt wird der Arzt verlegen.

»Ja, also, gestern Abend habe ich ein Würstchen gegessen. Ich konnte nicht widerstehen.«

Allgemeines Gelächter. Doch Pamela ist noch nicht fertig.

»Hat dein Körper dir signalisiert, dass er kein Fleisch mehr benötigt?«

»Nicht so direkt.«

»Wie ist dein Verzicht zustande gekommen?«

Der Kollege ist wieder etwas verlegen. Zögernd meint er dann: »Man sagt, für die spirituelle Entwicklung sei es vorteilhaft. Und es gibt neuere wissenschaftliche Untersuchungen, die auch eher in diese Richtung weisen.«

»Ja, ich kenne diese Meinung. Sie mag auch oft stimmen. Aber so wie ich das bei dir wahrnehmen kann, ist dein Körper zunächst noch anderer Ansicht. Darum konntest du vermutlich nicht widerstehen.«

Die Supervision in dieser Form ist also nicht nur erheiternd, sondern auch lehrreich. Doch zu den von mir angestrebten Untersuchungen von Heilerfolgen kommt es nicht. Pamelas Agenda war ja schon vorher randvoll. Die zusätzlichen regelmäßigen Reisen in unsere Institution erweisen sich als zu anstrengend. Trotz meines Bedauerns kann ich es verstehen. Weiß ich doch, dass Pamela ohnehin bis an die Grenzen ihrer Kräfte und oft auch darüber hinausgeht. Doch mein Forscherherz bleibt unruhig. Allzu gerne hätte ich der Fachwelt, der ich angehöre, »unumstößliche Beweise« für geistige Heilung geliefert.

Meine Chefarztkollegen reagieren natürlich erfreut auf dieses für mich unbefriedigende Ergebnis. Für mich aber ist sonnenklar: Ich mache weiter!

WILLIAM: DER HEILER

Alles mit William begann mit diesen Anerkennungs- und Dankesschreiben für mein erstes Buch *Spirituelles Heilen und Schulmedizin.* Schmeichelei macht halt anfällig für den einen oder anderen damit verbundenen Vorschlag. Zumal, wenn er meine persönlichen Erfahrungen mit Heilern, Medien und Hellsichtigen zu erweitern verspricht. Und dann noch um ein besonders exotisches Kapitel. Um also »echte Geistchirurgie im angestammten Umfeld« zu erleben, habe ich mich darauf eingelassen, auf die Philippinen zu reisen.

»Geistchirurgie« ist so etwas wie der Thriller im Genre alternativer Heilkunst. Mit einem Unterschied: Bei der Lektüre eines Spannungsromans gefriert einem das Blut in den Adern – rein metaphorisch. Beim geistchirurgischen Eingriff dagegen fließt es wirklich und tatsächlich. Als Forscher im Grenzgebiet von Weisheit und Täuschung habe ich die Echtheit sensationell klingender Heilgeschichten zu überprüfen. Da darf ich mir die Gelegenheit, den esoterischen Spielereien Mitteleuropas einmal die nackte Okkultrealität der Dritten Welt gegenüberzustellen, doch nicht entgehen lassen! Schließlich würde ich alldem ja nur als Zeuge beiwohnen, nicht als Teilnehmer. So denke ich wenigstens. Mein Plan ist, bei einem Geistchirurgen zu hospitieren und ihm dabei über die Schulter zu schauen. Sodann möchte ich weitere Vertreter seiner Zunft interviewen und ihre Arbeit dokumentieren, um mir ein breiter abgestütztes Urteil zu ermöglichen. Mein Ziel ist Baguio, die philippinische »Sommerhauptstadt« auf 1500 Meter Höhe, mit einem für uns Europäer sehr angenehmen Klima: was für mich heißt, das Angenehme mit dem Nützlichen zu verbinden, denn die Stadt gilt auch als Hochburg der Geistchirurgie. Tatsächlich gelingt es mir dank meines persönlichen Netzwerks, für mein Vorhaben einen landesweit bekannten Geistchirurgen zu gewinnen: William Nonog.

Wenn er von Menschen umgeben ist, denen er vertraut und die aufmerksam zuhören, erzählt William gern aus seinem bewegten Leben. Die Geschichte seiner Berufung zum Heiler ist, wie man annehmen darf, legendarisch gefärbt, aber gleichwohl hochinteressant. Es gibt unterschiedliche Versionen davon, ich erzähle sie so, wie ich sie von William selbst gehört habe.

Schon im Kindesalter ist ihm wieder und wieder seine verstorbene Großmutter erschienen, um ihm mitzuteilen, dass er ein Heiler und Geistchirurg werden würde. Als seine Mutter das mitbekam, versuchte sie ihn davon abzubringen. Von jeher arbeiten die philippinischen Heiler ausschließlich auf Spendenbasis und dürfen niemanden abweisen. Das sei doch kein gutes und schönes Leben, meinte die Mama. Sie versuchte ihrem Sohn einzureden, was er da sehe und höre, sei nur seiner regen Fantasie entsprungen. Die Großmutter aber bearbeitete ihren

Enkel weiter aus dem Jenseits heraus. Er müsse Heiler werden, unbedingt. Sie selbst und auch ihr Vater, also Williams Urgroßvater, hätten ihre eigentliche Aufgabe, geistig zu heilen, nicht richtig erfüllt und somit Schuld auf sich geladen. Diese könne jetzt nur durch ihn, William, abgetragen werden. Deshalb müsse er diesen Auftrag unbedingt annehmen!

Doch damit nicht genug. Die Großmutter versorgte William noch mit allerlei Informationen über die Familie Nonog, über die nur seine Mutter verfügte. Indem er dieses Wissen mit ihr teilte, gelang es ihm endlich, sie zu überzeugen, dass seine Visionen keine Fantasien waren. Nichtsdestotrotz verspürte William immer noch keinen inneren Ruf, ein Heiler nach alter Tradition seines Heimatlands zu werden. Und der Einfluss der Mutter auf ihn war weiterhin groß. Er selbst hegte einen Traum, der ganz und gar der neuen Zeit entsprach, die auf den Philippinen anbrach: Er wollte unbedingt Taxifahrer werden!

William muss in einem großen inneren Zwiespalt gefangen gewesen sein. Zumal die verstorbene Großmutter nicht lockerließ und ihn immer mehr unter Druck setzte. William sah sich in einer ausweglosen Lage. Im Alter von 16 Jahren beschloss er, seinem Dilemma durch Selbstmord zu entgehen. Mit einem Messer öffnete er sich die Pulsadern. Anschließend stieß er sich das Messer in die Nieren. Doch er überlebte. Der Blutverlust war allerdings so groß, dass er ins Koma fiel und erst am nächsten Tag wieder zum äußeren Leben erwachte. In seinem inneren Erleben jedoch war William nicht bewusstlos gewesen. Er erlebte sich da als außerhalb seines Körpers existierend, in absoluter Dunkelheit und seinem subjektiven Empfinden nach unvorstellbare 100 Jahre lang. Als er in seinen Körper zurückkehrte und realisierte, dass er am Leben geblieben war, akzeptierte er endlich seinen Auftrag als Heiler.

Und noch Merkwürdigeres war geschehen. Auch seine Großmutter und sein Urgroßvater waren mit in seinen Körper eingezogen! Ob sie ihm nicht trauten und fürchteten, er würde seinem Ruf doch noch untreu werden, oder ob sie ihm die gesammelte Familienkompetenz als Heiler zukommen lassen wollten – William wusste es selbst nicht. So unglaublich es klingen mag: Auf jeden Fall bewohnten sie zu dritt seinen Körper und fingen gemeinsam mit dem Heilen an. Wie lange Großmutter und Urgroßvater bei ihm blieben und ob sie es vielleicht sogar heute noch sind, ist Williams Geheimnis. Auf jeden Fall hat er ihren Auftrag angenommen. Er heilt und heilt und heilt. Auf den Philippinen, in Japan und auch in der Schweiz. Doch manchmal wird es selbst ihm zu viel. Dann nimmt er sich eine seiner Klapperkisten und fährt einen Tag lang nur Taxi!

Seit ich bei William wohne, werde ich fast immer schon frühmorgens, manchmal sogar schon in der zweiten Nachthälfte durch lautes Rufen geweckt:

»Brother William! Brother William!«

Es sind Bergbewohner, die bei Tag und bei Nacht, meistens zu Fuß, angereist sind, weil sie arge gesundheitliche Probleme haben. Und sie wissen sehr gut, dass ein traditioneller Heiler auf den Philippinen niemals jemanden zurückweisen darf, der ihn um Hilfe bittet.

Die Menschenmenge harrt auf der steilen Treppe aus, die von der Straße zu Williams Haus hinunterführt. Wie ein

Schwalbennest hängt es an dem Steilhang, über weiteren Behausungen, die ebenso abenteuerlich an den Hang geklebt zu sein scheinen. Ein Teil der Besucher betet an der fast meterhohen Marienstatue, der William vor seinem Haus eine kleine Höhle in den Hang gegraben und sie mit Steinen wie eine Grotte ausgebaut hat. Sie ist immer mit frischen Blumen geschmückt. Der andere Teil schnattert unaufhörlich, sie tauschen sich vermutlich über ihre Leiden aus. Wieder andere schlafen in den verrücktesten Körperhaltungen, kein Wunder nach der langen und beschwerlichen Reise.

Schon bald werde ich William wieder assistieren und die seltsamen Phänomene zu ergründen versuchen, die in seiner geistchirurgischen Praxis tagtäglich vorkommen. Gestern habe ich im Supermarkt wieder eigenhändig ein großes Paket frischer Watte gekauft, die ich heute und die nächsten Tage, Wattebausch um Wattebausch, William reichen werde, damit er den blutähnlichen, rötlichen Saft abwischen kann, der bei seinen geistchirurgischen Manipulationen entsteht.

Der Mann lässt sich durch nichts und niemanden hetzen. Zeit, um in Ruhe zu frühstücken, ist immer. Auch heute hat er schon frische Früchte eingekauft und zubereitet, als ich in seiner Wohnküche erscheine. Seine Frau Shirley und der jüngste Sohn leisten uns Gesellschaft. Im großen elektrischen Reiskocher köchelt die erforderliche Tagesmenge des wichtigsten Grundnahrungsmittels. Das Familienoberhaupt ist jetzt schon Stunden auf den Beinen. Seine Energie scheint unerschöpflich. Bald geht es in die Praxis, um Vorbereitungen zu treffen, denn bei den Behandlungen muss alles wie am Fließband funktionieren, sonst würde er der Nachfrage nach seiner Heilkunst nicht Herr. Und ich bin mit dabei. Um zu helfen, aber auch um zu beobachten. William vertraut mir. Meine neugierigen

Blicke, meine skeptischen Fragen stören ihn nicht. Wo könnte ich das Phänomen Geistchirurgie besser verstehen lernen als hier, bei ihm?

Die meisten Patienten Williams sind bettelarm. Seine Mutter hat recht behalten: Der Beruf des Heilers ist in diesem Land Berufung und kein Job zum Geldverdienen. Die Wohlhabenden gehen immer zuerst zu den Ärzten, die westliche Medizin anbieten. Nur falls sie dort nicht die erwünschte Heilung finden, kommen sie zum Geistheiler, vorzugsweise zu William. Einer wie er macht kein Aufhebens davon. Es sind für ihn Menschen wie alle anderen. Er selbst aber ist für alle ein besonderer Mensch.

Eines Tages geraten wir auf der Fahrt von Baguio hinunter zum Meer an eine Straßensperre. Polizisten haben eine Schranke errichtet und machen Fahrzeugkontrollen. William bremst seinen alten Jeep – eine Hinterlassenschaft der US-Army – zunächst auch ganz brav. Plötzlich aber fährt er links raus, umkurvt das Hindernis *offroad* und fährt seelenruhig auf der Straße weiter.

Ganz schön frech! Wenn das mal gut geht.

William bleibt gelassen.

»Die wollen Geld, das ich ihnen nicht geben mag.«

Die Korruption ist hier allgegenwärtig. Was diese Polizisten betrifft, könnte man auch sagen: Sie ist noch die aussichtsreichste aller Möglichkeiten, um ihre Familien durchzubringen und die Kinder in die Schule schicken zu können. Drei Polizisten an der Sperre nehmen denn auch umgehend die Verfolgung auf. Klar, dass ihr SUV deutlich schneller ist als Williams alte Rostlaube. Er gibt sich auch gar nicht erst Mühe, sie abzuhängen.

Was läuft hier? Ich verstehe es nicht.

Schon haben sie uns eingeholt. Diese Ordnungshüter finden immer etwas zu bemängeln, ob an den Ausweisen, den Fahrzeugen oder an den Fahrern. Die Geschnappten sind dann nur froh, sich mit Geld freikaufen zu können. Andernfalls würde man ja noch viel größere Scherereien bekommen. Da traben sie schon an, mit ihren lächerlich aufgemotzten Uniformen, in den hohen Stiefeln, die bei dieser Hitze keinem Fuß das Wohlsein gönnen dürften, die breiten Schirmmützen auf den arrogant hochgereckten Häuptern. Die ganze Maskerade fällt in Sekundenschnelle in sich zusammen, als sie die europäischen Fahrgäste in Williams Jeep sehen. Verlegenheit bei den Vertretern der Staatsmacht greift um sich, mühsam verborgen durch umständliches Sich-zeigen-Lassen aller nur denkbaren Papiere und Bewilligungen. Immerhin, Geld können sie jetzt nicht mehr verlangen. Damit die ganze Staatsaktion überhaupt noch einen ordnungspolitischen Sinn bekommt, kassieren sie Williams Führerschein ein. Er solle ihn anderntags auf dem Posten abholen. William scheint sich überhaupt nichts daraus zu machen. Beim Weiterfahren sagt er nur:

»Die bringen mir den Ausweis morgen selber wieder.«

Tatsächlich kommen am anderen Tag zwei der Beamten, die uns angehalten hatten, mit dem Ausweis vorbei. Unter großen Demutsbekundungen entschuldigen sie sich lang und breit. Ihr Chef persönlich hat sie zu diesem Canossa-Gang vergattert. Er ist schließlich Williams Patient.

Heute geht es in der Sprechstunde um eine wohlhabende Person aus dem fernen Manila. Einer von denen, die erst dann den Weg zu William finden, wenn sie von der Schulmedizin für austherapiert erklärt worden sind. Es ist ein etwa 50-jähriger Mann, schwer krank und von einer mehrköpfigen Entourage begleitet. Er vermag kaum mehr zu kommunizieren, reagiert nicht, wenn er angesprochen wird. Seine Augäpfel scheinen aus dem Kopf hervorzuquellen: ein bösartiger Tumor, der sich den schulmedizinischen Therapien widersetzt und immer weiter wächst, treibt sie förmlich nach außen. Wie muss dieser Mann in seinem Denken und Wahrnehmen beeinträchtigt sein! Ein Anblick, bei dem man nur noch Mitgefühl und Mitleid haben kann.

Wie wird William hier vorgehen? Hier geht es ja nicht um einen Eingriff an den Weichteilen des Körpers. Was jetzt bevorsteht, habe ich noch nicht erlebt. William arbeitet wie immer mit dem Habitus des Professionals: einer Mischung aus Gelassenheit, Einfühlung und entschiedenem Zugriff. Er beugt sich in geballter Konzentration über den bedauernswerten Mann und umschließt mit beiden Händen seinen Schädel. Meine Neugier ist unüberwindlich. Ich gehe mit dem Gesicht bis auf zwei Handbreit heran. Was hier geschieht, ist so unglaublich, dass es nur in äußerst lapidaren Worten berichtet werden kann. Es erinnert an das Wachsen eines Blumenkohls im Zeitraffer. Da quillt etwas Fleischfarbenes zwischen Williams Händen hervor. Ich kenne es schon. Und einmal mehr nehme ich ein Stück, um es näher zu prüfen, in die Hand. Die Masse hat gewebeartige Konsistenz, sie ist relativ zäh. Und sieht innen gleich aus wie außen, das weiß ich, weil ich solches Gewebe bereits mehrmals zerschnitten habe. Natürlich ist es keine Hirnsubstanz, das kann ich mit Sicherheit sagen. Vielleicht ist es Tumorgewebe – ich weiß es nicht, kann jedenfalls keinen Unterschied erkennen zu dem Material, das William aus kranken Organen in Brust und Bauch »herausgezogen« hat.

Ist es das Substrat kranken Daseins an der Grenze zwischen Geist und Materie?

Einmal mehr bedaure ich, nicht darauf eingerichtet zu sein, das Material konservieren und zu Hause in einem pathologischen Institut untersuchen lassen zu können. Und noch mehr bedaure ich das Geistchirurgie-Verbot in meinem Heimatland. Es wäre dort doch so viel einfacher, die Eingriffe mit Röntgen, Ultraschall, MRI und Spect-CT zu kontrollieren und das »Material« mit modernster Technik der Gewebeuntersuchung zu analysieren. Solange dies nicht geschieht, wird man das Phänomen wohl weiter desavouieren, ohne es je ernsthaft untersucht zu haben. Man wird auch fortfahren zu behaupten, die verwendete Watte sei chemisch präpariert. Auch diesem Einwand kann ich als Augenzeuge begegnen. Die Watte hatte ich wohlweislich selbst eingekauft, verpackt ins Behandlungszimmer gebracht, dort ausgepackt, portioniert und dem Geistchirurgen eigenhändig gereicht. Welche Gelegenheit zur Manipulation hätte er *in situ* gehabt? Keine.

Weiterhin wird vorgebracht, dass die Geistchirurgen mit heimlich mitgeführtem Tierblut ihre Patienten hinters Licht führen. Auch hier kann ich reinen Herzens widersprechen. Wie und woher hätte William, nur mit Shorts und T-Shirt bekleidet, nach jedem Waschen von Händen und Vorderarmen, 30 Mal und mehr an einem Behandlungstag, nicht selten unter den Augen von bis zu einem Dutzend europäischer Beobachter, immer wieder frisches, das heißt nicht geronnenes, Tierblut hernehmen können? In der Watte kann er es nicht gehabt haben, da ich ihm diese ja Stück für Stück direkt aus der Supermarkt-Packung eigenhändig reichte. Was da bei der Behandlung produziert wird, ist allerdings mit Sicherheit kein frisches Blut. Vom medizinischen Aspekt her könnte es allenfalls Serum mit Blutfarbstoff von geplatzten roten Blutkörperchen sein.

Was aber wurde aus diesem Patienten? Offenbar hat durch die Behandlung eine deutliche Druckentlastung im Kopf des Mannes stattgefunden. Er ist danach erkennbar präsenter und sogar in der Lage, fast normal zu kommunizieren. In den folgenden zwei Wochen kommt er mehrmals zu weiteren Behandlungen. Unzweifelhaft ist sein Zustand nach wie vor deutlich verbessert. Ich kann leider die weitere Entwicklung nicht mehr verfolgen, da mein Aufenthalt zu Ende geht.

Die Hoffnung vieler Krebskranker, denen die Ärzte nicht mehr helfen können, richtet sich auf die Geistheilung. Ein geradezu leidenschaftliches Vertrauen gar bringen ihr Menschen entgegen, die der technisch hochgerüsteten Schulmedizin misstrauen, ja, sich vor ihr fürchten. Mittlerweile werden hier hartnäckige Positionskämpfe ausgetragen. Mit konstruktiver Diskussion hat das immer weniger zu tun.

Ich selbst weiß bis heute nicht, inwieweit die Erwartungen, die sich auf die Geistheilung richten, überhaupt tragfähig sind. Ich konnte sehr wohl zahlreiche Verbesserungen des Befindens mitverfolgen, die offensichtlich darauf zurückzuführen waren. Doch war in meinem persönlichen Beobachtungsbereich nicht eine einzige komplette Heilung von Krebs zu verzeichnen. Ich konnte etwa ein halbes Dutzend Menschen mit bösartigen Tumoren begleiten, die durch Geistchirurgie erstaunliche Besserung erlebten. Schließlich aber sind sie alle doch an ihrer

Erkrankung gestorben. Ich kann bei diesen Erkrankungen persönlich also erstaunliche Besserungen, aber keine wirklichen Heilungen durch den Geist bezeugen. Dennoch halte ich sie für möglich.

Wenn William an den Weichteilen, beispielsweise am Bauch, arbeitet, entsteht oft sehr schnell jener dünnflüssige rote Saft, der sicher kein frisches Blut ist. Gerade hier warte ich auf wissenschaftliche Analysen. Ich selbst habe nie eindeutig einen durch Geistchirurgie geöffneten Bauch gesehen, wie das von anderen, ebenfalls medizinisch ausgebildeten Beobachtern geschildert wird. Haben diese es tatsächlich gesehen? Haben sie es sich eingebildet? Waren sie hypnotisiert? So abwegig sind diese Fragen nicht. Wenn Menschen bei Öffnung der Haut und Gewebeentfernung keinerlei Schmerzen empfinden, wie es während der Hypnose zweifelsfrei geschehen kann – warum sollten Menschen dann nicht auch in ihrer visuellen Wahrnehmung ähnlich gelenkt werden können? Williams Hände oder Finger scheinen im Bauchinneren zu verschwinden. Ob das aber tatsächlich geschieht oder die Bauchdecke nur tief eingedellt wird, weiß ich nicht. Gewebeartiges Material wird aber fast immer »herausgeholt«.

Dank der Quantenphysik wissen wir heute, wie nahe Energie, Information und Materie »beieinanderliegen«. Zahlreiche Experimente haben unser traditionelles Denken von Raum und Zeit, von Ursache und Wirkung auf den Kopf gestellt. Deshalb plädiere ich beim Thema »Geistheilung« für unparteiliche Offenheit und kritisches Beobachten.

WILLIAM: IDOL UND MENSCHENFREUND

Am Rande von Baguio türmen sich riesige Abfallberge, *Smoky Mountains* genannt, in Anlehnung an die berühmten Smoky Mountains im gleichnamigen Nationalpark der USA. Während es sich dort um natürlichen Nebel handelt, rauchen die Abfallberge in Baguio wirklich, weil ständig Abfall am Brennen ist, vermutlich durch aufsteigendes Methan begünstigt, das sich in den Tiefen der Müllhalden bildet.

Wegen Kinderarbeit auf den Smoky Mountains von Baguio kann kein Fabrikbesitzer angeklagt werden. Die Menschen, die dort in Verschlägen aus Wellblech und Pappe hausen, sind froh, wenn ihre Kinder ein paar Pesos dazuverdienen, damit sie wenigstens eine Mahlzeit am Tag bekommen können. Die riesigen Abfallberge geraten bei Taifun-Starkregenfällen immer wieder ins Rutschen und begraben reihenweise die darauf befindlichen Hütten mitsamt ihren Bewohnern unter sich. Viele der Smoky People gehören zu Williams Patienten. Ihretwegen fährt er regelmäßig dorthin. Entweder, um Bewohner zu behandeln, die zu krank sind, um in seine Praxis zu kommen. Oder einfach, um ihnen verschiedenste Dinge zu bringen, die man zum Überleben so braucht.

Ohne irgendeine Erklärung abzugeben, belädt William eines Tages seinen alten Jeep mit prall gefüllten Reissäcken. Ich nehme an, wir fahren damit zu den *Smoky People*. Doch es geht genau in die entgegengesetzte Richtung, hinunter in die Ebene, die dem Chinesischen Meer vorgelagert ist. Dass William jetzt gar keine Erklärung zum Ziel unserer Reise abgibt, ist allerdings eher ungewöhnlich.

Na, er wird seine Gründe haben. Genießen wir den Ausflug!

Wie üblich plaudern wir die ganze Zeit über Gott und die Welt, oder vielmehr: über Gott, das Heilen und die Philippinen. Als Schnellredner und Frohnatur verfügt William über einen schier unerschöpflichen Vorrat an Geschichten und Anekdoten. So vergeht die etwa einstündige Fahrt auf löcheriger Straße mit Aberhunderten von Kurven wie im Fluge!

William liebt es, mich zu überraschen. Das scheint wohl auch heute der Fall zu sein. Mittlerweile sind wir am Meer angelangt, und ich weiß immer noch nicht, wohin es gehen soll. Jetzt fahren wir auf der Straße, die den Strand säumt. Aber wohin geht es?

»Wie lange fahren wir denn noch?«, frage ich schließlich mit schlecht verborgener Ungeduld. Dabei weiß ich natürlich, dass Nicht-warten-Können eine Eigenschaft ist, die jemanden wie William nur umso aufreizender zur Bedächtigkeit verführt.

»Oh, wir sind gleich da!«

Na, immerhin mal eine Antwort. Aber ob sie nun stimmt, steht auf einem anderen Blatt.

Aber es stimmt! Tatsächlich biegen wir kurz darauf in eine Art Feldweg ein, der direkt zum Strand führt. Und es dauert keine Minute, bis ich hinter zum Trocknen aufgehängter Wäsche ein abenteuerliches Konglomerat aus Karton, Brettern und Wellblech erblicke. Ein Dorf in unserem Sinne kann man dieses Provisorium sicher nicht nennen, und doch lebt hier eine dörfliche Gemeinschaft. Das Leben scheint sich ohnehin zum größten Teil im Freien abzuspielen. Viel mehr als ein paar übereinandergeworfene Lumpen und ein alter Kochtopf auf einer offenen Feuerstelle befindet sich in so einer Hütte meist nicht. Immerhin finden ihre Bewohner hier ihre Schlafplätze sowie Schutz vor Regen und brennender Sonne. Inmitten der »Siedlung« steht ein Fernseher, mit einem Dach gegen Sonne und Regen geschützt. Woher der Strom dafür kommt, vermag ich nicht zu erkennen.

Kaum ausgestiegen, sind wir schon von der kompletten Dorfgemeinschaft umringt. Was für eine enthusiastische Begrüßung! Sofort wird die kostbare Fracht geborgen. Gesichertes Essen auf Wochen hinaus!

Ich erlaube mir unterdessen einen Rundgang. Eine Konstruktion sticht heraus, durch ihre Größe und weil sie solide aus Holz gebaut ist. Drinnen befinden sich ein paar Bänke, das ist alles.

»Was ist denn das?«, frage ich William.

»Das ist die Schule. Ich habe sie bauen lassen«, entgegnet dieser, als wäre es das Normalste der Welt.

»Eine Schule? Und wer unterrichtet da?«

»Ich habe auch einen Lehrer angestellt.«

Ich bin verblüfft. Und etwas beschämt. Wir Mitteleuropäer setzen unsere Spenden von der Einkommensteuer ab, und der hier gibt einfach so, ohne Gegenleistung. Diese Kinder werden also, im Gegensatz zu ihren Eltern, dereinst lesen, schreiben und rechnen können.

Doch die eigentliche Überraschung für mich persönlich folgt noch. Als ich zu dem »Platz« mit dem Fernseher zurückkehre, steht die ganze Dorfgemeinschaft beisammen, samt zahlreichen Säuglingen auf den Armen ihrer Mütter und Geschwister. Kaum bin ich da, fangen sie auch noch an zu singen! Alle schauen auf mich – mit freudigen und dankbaren Gesichtern. Ich verstehe kein Wort, doch dieser Gesang ist gesättigt mit Inbrunst. Und ständig schauen mich alle an! Endlich fällt der Groschen …

William muss das arrangiert haben, weil heute mein Geburtstag ist! Aber woher weiß der Kerl denn das?!?

Ich bin schwer gerührt. Nur mit allergrößter intellektueller Distanzierung kann ich gerade noch Tränen vermeiden. Diese konzentrierte Aufmerksamkeit gegenüber meiner Person ist mir ein wenig peinlich. Womit hätte ich diese Zuwendung denn verdient?

»He, William, was hast du diesen Leuten über mich erzählt?«

»Dass du Geburtstag hast und ihnen Reis bringst.«

Alles klar. Das mit dem Reis stimmt ja. Aber muss es als Dank gleich eine solche Zeremonie geben? Wie ordne ich das gefühlsmäßig ein? Ich weiß, dass ich, verglichen mit diesen Menschen, unendlich privilegiert bin. Und es ist mir ein bisschen peinlich. Die Haltung der Selbstverständlichkeit, mit der William ihnen hilft, ist mir nicht gegeben.

»Danke, William! Das war ein sehr schöner Geburtstag!«, sage ich noch bei der Rückfahrt. Ein verschmitzter Blick, aber keine Antwort. Das ist William: Gutes tun, ohne dafür Dank zu erwarten.

Eine sehr ungewöhnliche Geschichte im Zusammenhang mit William Nonog vermag ich nicht zu überprüfen. Ich möchte sie aber dennoch erzählen. Ob das, was mir da berichtet wurde, nun stimmt oder nicht: Es zeigt auf alle Fälle, welchen Status Menschen wie er nicht nur in asiatischen Schwellenländern, sondern sogar im hoch entwickelten Japan genießen können.

Während meines ersten Aufenthalts feierten wir das Weihnachtsfest bei einem wohlhabenden Japaner in einem der betuchteren Viertel Baguios. Dieser Mann hatte in seiner Villa einen stattlichen Weihnachtsbaum nach europäischem Vorbild aufgebaut, und ihm schien auch sonst sehr daran gelegen, keine Kosten und Mühen zu scheuen, um das christliche Fest als gesellschaftliches Ereignis ersten Ranges zu begehen. Dazu gehörte offensichtlich auch, William samt Entourage einzuladen und zu bewirten. Nun hatte ich bereits gehört, dass William wiederholt auch nach Japan geholt wurde, um dort zu heilen. Unsere Einladung schien etwas damit zu tun zu haben, doch blieben die Hintergründe für mich zunächst undurchschaubar. Von einem Landsmann, der zufällig ebenfalls mit von der Partie war, erfuhr ich dann, was dahintergesteckt haben könnte.

Bei unserem Gastgeber, so vertraute er mir an, handle es sich um den Sohn eines mächtigen Mafiabosses, der Kampfsportveranstaltungen in großem Stil organisiert und der diese in Asien sehr gewinnträchtige Branche mit kontrolliert habe. Es handle sich dabei um ein »Familienunternehmen«, wobei das Wort »Familie« nicht nur im wörtlichen, sondern auch im übertragenen Sinn zu verstehen sei.

Vor etlichen Jahren habe es sich zugetragen, dass der Pate des Clans sehr schwer erkrankte. Die Ärzte hatten ihn sogar schon aufgegeben. Von seinen beiden Söhnen sei er deshalb nach Manila gebracht worden. Dort wartete man in einem Hotel auf das Eintreffen Williams, des letzten verbliebenen

Hoffnungsträgers, um die Gesundheit des Patriarchen doch noch wiederherzustellen. Um den stand es jedoch so schlecht, dass er einige Stunden vor der Ankunft des Heilers verstarb. William aber habe sich weder davon noch von den beiden Söhnen beeindrucken lassen, die ihn gleich wieder fortschicken wollten. Er sei schnurstracks zum Fenster gegangen und habe dieses geöffnet. Dann habe er durch das offene Fenster in die Nacht hinaus gestikuliert und »referiert«, und dies geschlagene 20 Minuten lang, ohne sich in irgendeiner Weise davon abbringen zu lassen. Und plötzlich habe der Tote die Augen geöffnet und sei wieder lebendig gewesen! Die Söhne waren natürlich schwer beeindruckt, sie seien vor William auf die Knie gefallen und hätten weinend ständig gerufen:

»Du bist ein Gott, du bist ein Gott!«

Die Geschichte erschien mir so legendarisch, dass ich gar nicht erst nachgefragt habe, wie es denn mit dem angeblich wieder zum Leben erweckten Paten weitergegangen ist. Sowieso bleibt die Frage offen, was da tatsächlich passiert ist. Eines aber fand ich doch bemerkenswert: Jener Sohn des »Wiedererweckten«, der uns hier ein traditionelles christliches Weihnachtsfest bereitete, verlieh aufgrund des Heilungswunders an seinem Vater seinem eigenen Leben eine komplett andere Richtung. Er gab seine Tätigkeit als Juniorchef des kriminellen Familienunternehmens auf, bekannte sich zum christlichen Glauben und lebte fortan in der Nähe Williams. Und er meinte es offenbar ernst mit der geistig-moralischen Wende. Ich war wiederholt sein Gast und habe die ehrliche und tiefe Verehrung dieses wortkargen Mannes für William selbst erlebt. Er betrachtete ihn offenbar als seinen geistlichen Führer und ließ sogar von ihm ein Bild im Stile volkstümlicher Jesus-Darstellungen malen.

Man mag dem bekehrten japanischen Mafioso ein »kindliches Gemüt« unterstellen, sodass er nicht anders gekonnt habe, als in William einen Menschen mit übernatürlichen Kräften zu erkennen. Dann wäre also auch unsere Bibel voll mit »Kindergeschichten«! Denn dass etwa ein Lazarus tatsächlich von den Toten wiedererweckt wurde, ist unter »erwachsener« (wissenschaftlicher) Betrachtungsweise natürlich ebenfalls unmöglich. Geschichten dieser Art hat es ja seither immer wieder gegeben. Daran machte sich über die Jahrhunderte ein nicht unbeträchtlicher Teil der christlichen Volksfrömmigkeit fest. So ist es nicht weiter verwunderlich, dass der christliche Schriftsteller Jakob Lorber (1800–1864), um die Rettung des grundsätzlichen Wahrheitsgehalts des Phänomens bemüht, verbindliche Kriterien für das Wunder einer »echten« Totenerweckung zu bestimmen suchte. Dabei bewies er durchaus Realitätssinn: Es müssten vorher Totenflecken und Verwesungsgeruch vorhanden gewesen sein, damit man mit Sicherheit auf das vorherige Verscheiden des Wiedererweckten schließen könne. Allerdings behauptet Lorber im selben Atemzug auch, Jesus selbst habe ihm das gesagt. Zwischen Dichtung und Wahrheit dürfte in der Tat bisweilen eine ähnlich hauchdünne Differenz bestehen wie zwischen Leben und Tod.

Das bestätigt ja nicht zuletzt auch die moderne Reanimationsmedizin. Der auf diesem Gebiet weltweit als Experte geachtete amerikanische Arzt Sam Parnia[1] vertritt die Ansicht, dass nicht das Aufhören der Herz- und Hirntätigkeit das endgültige Ableben eines Menschen besiegelt, sondern die Degeneration der Zellen seiner wichtigsten Organe, vor allem natürlich des Gehirns. Er belegt anhand zahlreicher Fälle, dass es schon beim heutigen Stand der Unfallmedizin möglich ist, »klinisch tote«

---

1 Sam Parnia: *Der Tod muss nicht das Ende sein.* Scorpio: München 2013

Menschen noch nach Stunden routinemäßig (!) wieder ins Leben zurückzuholen. Allerdings nur unter der Voraussetzung, dass ihr Gehirn unverletzt geblieben und ausreichend gekühlt worden ist, sodass der Zelltod noch nicht eintreten konnte. Eine entsprechende Versorgung ist zwar heute noch nicht die Regel, aber in naher Zukunft womöglich schon.

Aus Indien kennen wir gut beglaubigte Fälle von Yogis, die tagelang nicht mehr atmeten und deren Gehirn keine mit dem Elektroenzephalografen erfassbaren Wellen mehr aussandte. Das heißt, sie waren in dieser Zeit »klinisch tot« – und sind doch wieder »ins Leben zurückgekehrt«. Eigentlich waren sie ja gar nicht gestorben. Ebenso wie wohl auch der bekannte deutsche Geistheiler Horst Krohne, der mir persönlich berichtete, er sei als Neunjähriger – nach Meinung des behandelnden Arztes – an Diphtherie bereits verstorben gewesen. Die Großmutter habe den Tod ihres Enkels aber nicht wahrhaben wollen und sich mit ihm eine Nacht lang eingeschlossen. Am nächsten Tag sei der Arzt wiedergekommen, um den Totenschein auszustellen. Da habe der kleine Horst bereits wieder aufrecht im Bett gesessen!

Auch was die Geschichte über William betrifft, so ist es wohl besser, sich nicht von vornherein auf die eine oder andere Seite festzulegen. Was diese Geschichte auf alle Fälle ist und bleibt, ist ein Zeugnis für die große Dankbarkeit und Verehrung, die Menschen entgegengebracht werden, die eine außergewöhnliche Begabung als Heiler haben. Und auch über die innere Läuterung, ja, die lebensverändernde Kraft, die von einem Erlebnis ausgehen kann, das durch den betreffenden Menschen nur als »Wunder« eingestuft zu werden vermag.

DIE GEISTGEHEILTE PROSTATA

Der Holztisch, auf dem ich liege, ist ja schon ziemlich unbequem. Noch weit unbequemer aber ist meine Lage im Ganzen. Wenn ich nur wüsste, was Ester da macht! Die philippinische Heilerin manipuliert schon seit geraumer Zeit an mir herum. Sie dürfte Mitte 40, vielleicht Anfang 50 sein, eine erfahrene Heilerin also. Und sie machte doch einen so vertrauenerweckenden Eindruck! Aber jetzt, was presst und zieht die denn da, auch noch in der sensiblen Zone unterhalb meiner Gürtellinie! Ich fühle nichts, rein gar nichts, aber Esters Einsatz ist beträchtlich. Sie braucht beide Hände dazu und wirkt sehr konzentriert. Ein paar Frauen stehen Spalier, wohl die Assistenz. Oder eine diskrete Einsatzreserve, für den Fall, dass ich mich nicht gefügig zeige? Falls ich diese Behandlung nicht überleben sollte, und hier scheint auf einmal alles möglich, wird mir meine Neugier endgültig zum Verhängnis geworden sein …

Schon fast vier Wochen habe ich William täglich bei den Praxisvorbereitungen geholfen und ihm bei seinen Behandlungen assistiert. Nach einer weiteren Woche würde mein Feldforschungsprojekt abgeschlossen sein. Ich hatte mich bereits auf die Rückreise einzustellen begonnen.

So weit, so gut. Doch da bahnte sich Unerwartetes an. Es mutete erst so harmlos an und sollte mir doch den abrupten Rollenwechsel vom teilnehmenden Beobachter zum Patienten bescheren. Von erfahrenen Philippinenreisenden aus Deutschland und der Schweiz ließ ich mich dazu überreden, noch eine angeblich ganz außergewöhnliche Heilerin in meine Dokumentation aufzunehmen. Ester! Sie lebt und wirkt in der Provinzstadt Urdaneta. Das bedeutete eine mehrstündige Busfahrt in Richtung trocken-heißes Flachland, über staubige und holprige Landstraßen, durch verstopfte Dörfer und Städtchen, bei ständig steigenden Temperaturen. Auch noch inmitten einer großen Gruppe Geistheil-Touristen, deren Gemütsverfassung zwischen den Extremen euphorischer Erwartung und gefühlter Ausweglosigkeit pendelte. Für so manche von ihnen schien dies der Weg zu ihrer letzten Hoffnung zu sein.

Wie es in ihrer Branche hier nicht unüblich ist, unterhält Ester eine eigene kleine Kapelle für ihre Tätigkeit. Es ist kein Problem auf den Philippinen, ein kirchenähnliches Habitat aufzumachen und dort völlig ungehindert Praktiken auszuüben, die von den Sektenbeauftragten der christlichen Konfessionen Europas als Aberglaube und absichtliche Täuschung klassifiziert würden. Als Nachweis der Bibeltreue ist Esters »Kirche« zur Straße hin mit einem Jesuswort verziert. Es warten dort schon allerlei Leute, hauptsächlich Filipinas und Filipinos, von Kleinkindern bis zu Greisen, und einige Europäer.

Aha, ich bin hier in einem echt indigenen Kontext. Der Forscher in mir jubiliert. Freut sich auf authentische, ungefilterte Erfahrungen. Aber niemand weiß genau, wann Ester kommen wird. Es ist wie mit den öffentlichen Verkehrsmitteln in diesem Teil der Welt: Man wartet und wartet, und um nicht in Verzweiflung zu geraten, verfällt man durch die Hitze in eine dumpfe, fast angenehme Trägheit. Oder ist dies schon der Beginn von Selbsthypnose? Eine gewisse Schläfrigkeit muss metaphysischen Grunderfahrungen ja nicht abträglich sein, das weiß man ja. Doch das sind jetzt Nachgedanken, in jener Situation tauchte ich vollständig ein in die Kommunion inbrünstig Wartender. Ich muss gestehen, die hier gezeigte Grundhaltung sprach mich an, sie hatte etwas von Urvertrauen in die Wirksamkeit dessen, was da kommen würde. Was immer es auch wäre. Sogar meine Reisegenossen schienen ihre nervöse Erwartungshaltung etwas abgelegt zu haben.

Ein Problem allerdings gibt es: die Toilette. Als Betroffener spricht man nicht so gern über seine gutartig vergrößerte Prostata. Bei uns Männern, die wir ins Alter kommen, ist das Leiden nur zu bekannt. Wir Schweizer Männer haben einen derben Spruch, um das Übel ein wenig durch gereimte Ironie zu mildern.

Stoßweises Seichen ist ein böses Zeichen.

Kurz, ein dringendes Bedürfnis macht sich bei mir immer deutlicher bemerkbar. Aber dann diese Toilette ... Ich gehe rein – und mein einziges Ziel ist, so schnell wie möglich wieder rauszukommen. Dieser verheerende Hygienestandard!

Endlich ist es so weit: Ester im Anmarsch! Sie ist zwar weit und breit noch nicht zu sehen, aber ein sicheres Anzeichen ihres bevorstehenden Eintreffens ist, dass die Einheimischen in die Kapelle zu strömen beginnen. Diszipliniert wie die Passagiere beim Boarding eines *Swiss*-Fluges. Aber das erstaunt mich eigentlich gar nicht mehr, denn in diesem Teil der Welt zeigt man meist eine große Geduld, sei es beim langen Warten auf den Bus oder bis sich endlich die Türen eines Supermarkts öffnen.

Der kirchenähnliche Raum ist in Eingangsbereich, Bestuhlung und einen optisch abgetrennten und erhöhten Vorderteil gegliedert. Dort befindet sich ein altarähnlicher, mit bestickten Tüchern behängter und durch Papierblumen geschmückter Tisch mit Kruzifix und Bibel. Das Helferteam scheint bestens geschult und geübt, um die etwa 50 Köpfe zählende Menge in gebotener Gemessenheit dem Eröffnungsritual zuzuführen. In Einerkolonne bewegt man sich Schritt für Schritt voran, wobei die Person in Spitzenposition auf das Handzeichen eines Helfers hin vortreten darf, um von Ester in Empfang genommen zu werden. Das erinnert mich erneut an die Abfertigung auf dem Airport. Aber natürlich geht es hier nicht um Passkontrolle, sondern um Metaphysik. So schreitet die ganze Besuchergruppe einer nach dem anderen feierlich an Ester vorbei. Jemand hält ihr eine geöffnete Bibel hin, und immer wenn jemand an ihr vorübergeht, tupft sie mit ihrer Rechten in die Heilige Schrift und gibt dann dem Menschen vor ihr einen Stups in die Seite, entweder mit Daumen oder Zeigefinger. Diese rhythmisch wiederkehrende Geste, spirituelle Injektion genannt, ich kann es nicht verhehlen, ist von einer feierlichen Würde und wird von den Menschen, denen sie gilt, offenbar als spirituelle Gabe aufgefasst und empfangen. Jeder muss sich dem Ritus anschließen, auch wenn er nicht hergekommen ist, um sich selbst einer Behandlung zu unterziehen. Auf diese Weise werden also auch wir Zuschauer ins Geschehen einbezogen, wie in einen magischen Kreis der Energien, die hier walten werden.

Auch ich gebe mir redlich Mühe, ernst und andächtig zu erscheinen, schon aus Respekt gegenüber den religiösen Gefühlen der übrigen Teilnehmer. Ob so ein Fingerstups in die Seite bei mir etwas bewirken würde, frage ich mich erst gar nicht groß. Ich möchte möglichst genau und objektiv die geistchirurgischen Behandlungen verfolgen, die hoffentlich bald ablaufen werden. Und da geht es auch schon damit los. Der »Altar« wird von Bedeckung und religiösen Symbolen befreit und dient jetzt als Behandlungsliege. Die Patienten treten auf Handzeichen Esters vor. Aufgrund welcher Informationen die Patienten nach vorn zitiert werden, bleibt für mich geheimnisvoll. Zwei oder drei Filipinos werden auf dem Altartisch behandelt. Sehen kann ich von unten im Kapellenraum kaum etwas. Zumal die Sicht immer wieder von den Helfern verdeckt ist.

Da geschieht es! Wie auf ein geheimes Zeichen fixieren mich die Helfer Esters mit freundlichen, aber unmissverständlichen Blicken. Das entgeht natürlich auch dem Publikum nicht. Alle Köpfe drehen sich in meine Richtung. Ich fühle mich etwas ertappt.

Hat man etwa gemerkt, dass ich innere Beteiligung nur geheuchelt habe?

Dabei ist mir eigentlich doch klar, worum es geht. Ich will es nur noch nicht ganz wahrhaben. Aber jetzt gibt es kein Entrinnen. Kein Zweifel, meine Sonderrolle ist hier bekannt. Es war allzu naiv, anzunehmen, mein Inkognito würde nicht gelüftet werden. Und es käme nach den geltenden Regeln einer Beleidigung der Hausherrin gleich, wenn ich nicht auf ihr Angebot eingehen würde. Auch wenn ich dabei das Gefühl habe, dass ich zur Behandlung förmlich zitiert werde. Natürlich folge ich der Einladung. Erstens bin ich neugierig, zweitens will ich hier nicht als unsensibler Gringo gelten, und drittens müsste ich sonst jetzt schnellstens die Flucht ergreifen. Also erhebe ich mich, trete vor und steige mithilfe eines Schemels auf den wackligen, rissigen Holztisch und lege mich brav auf den Rücken.

Wenn ich bisher der Meinung war, ich hätte kein behandlungswürdiges Leiden (was soll man schon gegen eine sich altersgemäß verhaltende Prostata machen?), so werde ich nun eines Besseren belehrt. Ester führt ihre Hände einige Zentimeter oberhalb meines Körpers hin und her, als könnte sie damit meine Organe scannen. Ihr Englisch und meines sind gerade so gut, dass ich ihr halblautes Gemurmel einigermaßen verstehen kann. Sie ist vermutlich in Trance oder zumindest in Halbtrance. Ihre Stimme ist deutlich tiefer und bestimmender als vorhin, im Wachzustand. Herz und Prostata seien problematisch, lautet der Befund. Ziemlich erstaunt muss ich ihr innerlich recht geben. Stimmt, ich hatte es fast vergessen: Mein Herz fällt von Zeit zu Zeit aus dem Takt, man nennt es Rhythmusstörung, genauer: Vorhofflimmern. Ester sagt, um das Herz würde sie sich nicht weiter kümmern, sondern sich der Prostata zuwenden. Aber woher weiß sie um meine beiden Schwachpunkte? Wieder komme ich nicht dazu, mir Gedanken darüber zu machen, denn schon beginnt die Behandlung.

Ein bisschen mulmig ist mir schon, als ich spüre, dass Ester mit beiden Händen an meiner Schamgegend herumdrückt, sie massiert und knetet. Da scheint tatsächlich Flüssigkeit über meine Hüfte zu fließen! Rötliche Flüssigkeit, wie ich durch Heben des Kopfes zu erkennen glaube. So wie ich es auch Dutzende Male als Gastassistent bei Williams Behandlungen beobachten konnte, ohne eine Erklärung dafür zu finden. Nur bin ich es jetzt, dem diese Flüssigkeit aus dem Körper rinnt … Ist es das wirklich, was hier geschieht? Handelt es sich nicht doch um eine Sinnestäuschung? Eine besonders raffinierte Form von Hypnose? Es ist mit Sicherheit kein arterielles, aber auch kein venöses Blut, allenfalls Blutserum, das mit einem Anteil Erythrozyten versetzt ist. Wie dem auch sei: Ein wenig beschämt erinnere ich mich der Aussage Williams, die Einheimischen seien einfacher zu behandeln. Sie würden sich einfach hinlegen und anfangen zu beten. Die Europäer aber würden möglichst viel beobachten wollen und mit ihrer Neugier und ihren Zweifeln der Behandlung unabsichtlich Widerstand entgegensetzen.

Es wird immer seltsamer. Alsbald hat Ester dünne, gelbrote Stränge zwischen ihren Fingern. Sie gleitet mit Daumen und Zeigefinger an ihnen entlang, als wollte sie Haarsträhnen ausstreichen.

»Sie reinigt die Blutgefäße der Prostata«, erklärt mir eine der Assistentinnen freundlicherweise. Das ist immerhin so etwas wie eine konkrete Information, aber ihre feierlich gesenkte Stimme vermehrt meine Furchtsamkeit eher noch. Unbestreitbar ähneln diese Stränge kleineren Arterien, soweit ich dies von meiner eingeschränkten Perspektive her beurteilen kann. Wo genau sie ihren Ursprung haben, kann ich eben leider nicht erkennen. Es scheint, als wollte Ester ihre Kunst geradezu zelebrieren, mit flüssig-eleganter Bewegung nimmt sie das Ausstreichen vor und holt dabei viel weiter aus, als es mir nötig erscheint. Oder ist es mir vielleicht nur peinlich, hier als Demonstrationsobjekt zu dienen? Meine Hoffnung, die anderen Europäer, die alles mit ansehen, würden mir später sagen können, wo diese mysteriösen Stränge und die Flüssigkeit ihren Ursprung nehmen, sollte mich trügen. Ihre Beschreibungen sind so vage wie das, was ich selbst zu erspähen vermochte. Die Prozedur dauert mindestens eine halbe Stunde!

Endlich darf ich wieder vom Tisch steigen. Zwei aus der Helfergruppe kümmern sich weiter um mich. Sie massieren die behandelte Stelle mit warmem Kokosöl und bedecken sie mit ölgetränkten Blättern, die einige Stunden aufgebunden bleiben sollen. Kokosöl als Teil von Heilritualen spielt auf den Philippinen eine große Rolle. Die Haut an der behandelten Stelle sieht aus wie eh und je. Keine Wunde, kein Zeichen irgendeines Eingriffs. Darüber bin ich natürlich sehr erleichtert.

Der Behandlungstag – vielleicht sollte man sagen, die Vorstellung – bei Ester endet rein formal genau wie bei jedem Arztbesuch: mit einer Reihe von Verhaltensempfehlungen. Vor dem Altar hängt ein großes, handgeschriebenes Plakat. Unter anderem heißt es da, fünf Tage lang nicht zu duschen oder zu baden, weder rotes Fleisch noch Alkohol zu konsumieren und 36 Tage lang keinerlei sexuelle Aktivitäten zu haben. Für mich gibt es noch eine spezielle Empfehlung. Ester ist immer noch in Trance, aber die geistige Welt, die aus dieser Frau spricht, hat ein Händchen fürs Pragmatische, indem sie sinngemäß genau das empfiehlt, was unsere Urologen folgendermaßen ausdrücken:

»Use it, or lose it!«

Für mich erhob sich damit die Frage: Sollte ich also nach 36 Tagen Enthaltsamkeit damit anfangen? Oder bestanden zwischen den Plakatmalern und der geistigen Welt, wie sie aus Ester sprach, gewisse Meinungsverschiedenheiten?

Trotz des etwas delikaten Themas will ich mich nicht um eine Einschätzung der Behandlungsfolgen drücken. Meine Miktionsprobleme, wie in dem oben zitierten drastischen Spruch ausgedrückt, verzeichneten einen dramatischen Rückgang. Hatte also wirklich etwas Magisch-Übernatürliches stattgefunden? Oder war es ein Placeboeffekt? Selbstheilung? War die ganze vorherige Geschichte sowieso nur psychosomatisch? Mit anderen Worten: Habe ich mir nicht nur die Heilung, sondern sogar die vorangehende Erkrankung eben doch nur eingebildet? Und war meine verbesserte Libido auch nur Einbildung? Wenn dem so sein sollte, habe ich meiner Einbildung so einiges zu verdanken!

Ich habe aber weder Beweise noch Gegenbeweise für die eine noch für die andere Sichtweise. Darum verzichte ich darauf, in einer bestimmten Richtung überzeugen zu wollen. Für mich ist klar, dass solche Heilungen vorkommen. Ich weiß aber nicht, wie sie geschehen. Natürlich sind mir sämtliche Theorien geläufig, die angeblich erklären, was durch Menschen wie Ester geschieht und was es mit diesen seltsamen »Strängen«, die ich selbst sah und fühlte, angeblich auf sich hat. Materialisation, Ektoplasma, Energiefelder: alles nur Hypothesen. Erst wissenschaftliche Erforschung mit den modernsten heute zur Verfügung stehenden Untersuchungstechniken könnte uns vielleicht weiterbringen. Darum hoffe ich, dass endlich seriöse Forschungsprojekte aufgegleist werden, um hier Licht ins Dunkel zu bringen. Ich jedenfalls habe mein Hirn so weit gebracht, dass es darauf verzichten kann, jedes Phänomen erst in irgendeinen Erklärungsrahmen zwingen zu müssen, um überhaupt anzuerkennen, dass es vorhanden ist. Was mir in diesem Fall auch besonders leicht gelang.

Und doch könnte diese Geschichte einen falschen Eindruck erwecken. Es ist eher nicht die Regel, dass derartige Behandlungen eine so eindeutige Wirkung erzielen. Die nach meinem Urteil vertrauenswürdigen Forscher der Sechziger- bis Achtzigerjahre berichten von etwa zehn Prozent Heilungen und etwa 30 Prozent deutlichen Besserungen bei der von ihnen untersuchten Geistchirurgie. Ich halte das für nicht unrealistisch, auch wenn es eher ernüchternd erscheinen mag. In der Schulmedizin würde diese Erfolgsquote in den meisten Fällen sicher für ungenügend gehalten. Geistheilen ist aber oft der letzte Versuch, wenn alles andere nicht geholfen hat, einschließlich Schulmedizin. Und dann ist jeder ihrer Erfolge doch auch etwas Besonderes und Bedeutendes.

CAPTAÇAO DO BRASIL

»Du bist medial begabt, ein Medium!«

Eudes Alves muss es wissen. Er ist schließlich Psychologieprofessor in São Paulo. Und Direktor des *Centro de Estudos Parapsicológicos da América Latina* (CEPAL), also ein in ganz Lateinamerika anerkannter Fachmann für parapsychologische Phänomene. Aber ich kenne die Grenzen meiner praktischen Begabung auf diesem Gebiet. Oder etwa nicht? Es gilt, dem Kollegen gegenüber ein Statement abzugeben: »Ja … ich bin erstaunt, wie leicht das jetzt doch gegangen ist.«

Ganz fassen kann ich es immer noch nicht. Immerhin ist es mir gelungen, in gebrochenem brasilianischem Portugiesisch eine verständliche Aussage zu machen. Auf meine nicht paranormalen geistigen Fähigkeiten ist also noch Verlass, auch wenn ich gerade etwas erlebt habe, das meinen »gesunden Menschenverstand« auf eine harte Probe stellt …

Vor wenigen Minuten erst habe ich mich im Seminarraum des CEPAL mit etwa 20 anderen Kursteilnehmern auf den Boden gelegt und mich mit geschlossenen Augen auf eine mir unbekannte, etwa 40-jährige Frau in unserer Mitte »eingestellt«. Unsere Aufgabe war, die Krankheit dieser Frau auf geistigem Weg herauszufinden, also eine sogenannte Trancediagnose zu versuchen.

Eudes lässt dazu leise eine sanfte Musik abspielen. Aber kaum liege ich mit geschlossenen Augen auf dem Rücken, bekomme ich anfallartige Schmerzen in der rechten oberen Kopfseite. Es tut so weh, dass mir tatsächlich die Tränen kommen! Nach einigen Minuten ebbt der Schmerz etwas ab, aber jetzt muss ich unaufhörlich gähnen. Nach etwa zehn Minuten ist die Übung beendet. Schlagartig verschwinden auch meine körperlichen Reaktionen.

Neben mir haben etwa drei Viertel der Kursteilnehmer Kopfschmerzen verspürt, zum Teil allerdings in der linken oberen Kopfseite. Eudes schaut mich, den Arzt und einzigen Ausländer, erwartungsvoll und zugleich prüfend an. Natürlich ist er neugierig, was ich von dem Ergebnis halte.

Jetzt muss ich es einfach sagen. Auch wenn es mir noch so unwahrscheinlich vorkommt.

»Die Frau muss vielleicht im Kopf, womöglich in der rechten Gehirnhälfte, ein Problem haben.«

Eudes strahlt über das ganze Gesicht. Ja, er freut sich, dass der Kollege aus Europa sich hier als erfolgreicher »Trancediagnostiker« erweist. Die Bestätigung folgt auf dem Fuße:

»Die Frau leidet an einem Astrozytom, einem bösartigen Tumor der rechten Gehirnhälfte. Das war jetzt nur eine erste, sehr grobe Trancediagnose, wie sie den meisten Anfängern gelingt. Aber ihr habt gut gearbeitet!«

Für mich allerdings kommt es einer kleinen Sensation gleich. Ich hatte mich für medial eher unbegabt gehalten! Nachdem die Übungsstunde beendet ist, kommt Eudes zu mir.

»Du bringst eine gute Begabung mit. Du warst besser als die meisten hier. Mit etwas Training kannst du bald schneller und genauer diagnostizieren.«

Ob ich das wirklich will? Ich bin doch mehr ein Forscher und ein Arzt im herkömmlichen Sinne.

»Das ist interessant, ich danke dir«, entgegne ich höflich. »Aber du hast in deinem Institut doch Menschen, die weit besser dafür geeignet sind. Zu Hause arbeite ich ja auch nur mit erfahrenen Medien. Die sind auf ihrem Gebiet viel besser, als ich es jemals sein werde. Ich sehe mich mehr in einer Art Brückenfunktion zwischen Medizin und Spiritualität.«

Trotzdem mache ich noch bei einigen Übungen mit, aus Respekt vor der Ernsthaftigkeit, mit der hier gearbeitet wird. Methoden wie die Trancediagnostik im Rahmen ärztlich-psychiatrischer Arbeit in Westeuropa zur Anwendung zu bringen wäre indessen nicht denkbar. »Zu exotisch, zu esoterisch, nicht wissenschaftlich haltbar« – so würde das allgemeine Urteil ausfallen. Und seitens der Kollegenschaft und Gesundheitsadministration würde Druck ausgeübt werden, um allzu viel Experimentierlust im Keim zu ersticken. In Brasilien jedoch ist es möglich, diese für mich hochinteressante therapeutische Arbeit kennenzulernen. Als »teilnehmender Beobachter«, wie es in der Feldforschung genannt wird: mittendrin und trotzdem neutral.

Die Komplementarität von spiritueller und psychiatrischer Arbeit in Brasilien ist wohl einzigartig. Nur denkbar vor einem gesellschaftlichen Hintergrund, wo uralte psychische Techniken, die bei uns mit dem Tendenzbegriff »okkult« belegt würden, ganz zwanglos in die volkstümliche Spiritualität eingefügt werden. Und das im Rahmen der christlichen Religion! Dass sowohl in der ambulanten als auch der klinischen Psychiatrie reger Gebrauch davon gemacht wird, ist für den europäischen Beobachter umso erstaunlicher.

Der brasilianische Spiritismus stützt sich auf die Lehre des französischen Pestalozzi-Schülers Hippolyte Léon Denizard Rivail (1804–1869), der unter dem Pseudonym Allan Kardec weltberühmt wurde. Er gilt als Vater des neuzeitlichen Spiritismus, der in Brasilien deshalb auch *Kardecismo* genannt wird und viele Millionen Anhänger hat. Entsprechend beliebt sind seine Bücher dort auch heute noch, besonders seine Auslegungen von Bibeltexten, wie *O Evangelho Segundo o Espiritismo* (*Das Evangelium im Lichte des Spiritismus*). In der Tat, Kardecs Werke scheinen vielen Brasilianern, die sich zum Christentum bekennen, wichtiger zu sein als die Bibel selbst.

Bei meinen Brasilienaufenthalten interessierte ich mich besonders für die Praxis des *captaçao,* einer gezielt hervorgerufenen Tieftrance, die auch in den USA unter dem Namen *Spirit Releasement Therapy* vorzufinden ist. Schon in Europa hatte ich Captaçao beobachten können. Durchgeführt wurde es dort von einem brasilianischen Trancemedium, das der spiritistischen Organisation *Federação Espírita Brasileira* (FEB) angehörte. Wie überall im Christentum glauben die Spiritisten daran, dass beim Tod die Seele den Körper verlässt und dass sie danach außerkörperlich weiterexistiert. Mit dem Unterschied, dass die Reinkarnationslehre ein fester Bestandteil des Spiritismus ist.

Dieser Anschauung nach kann die Seele des Verstorbenen nicht den direkten Weg ins Paradies antreten, sondern sie muss zuvor den »Weg ins Licht« finden, um in jenseitiger Existenz das vergangene Leben aufarbeiten und sich für das folgende Leben vorbereiten zu können. Interessanterweise ist dieses Konzept in der Vorstellungswelt der New-Age- oder Esoterik-Bewegung sozusagen zum Allgemeingut geworden. Sein Ursprung in dieser Form dürfte weniger in altindischer Metaphysik liegen, wie oft angenommen wird, als darin, dass der Spiritismus bereits im Europa des 19. Jahrhunderts eine Bewegung war, die insbesondere gebildete und kultivierte Bevölkerungskreise ergriff. Nicht zuletzt dank der damals auch bei uns sehr populären Schriften Kardecs.

Zurück zum Praktischen: Aus verschiedenen Gründen wird von manchen Seelen der von Gott vorgesehene »Weg ins Licht« nicht gefunden. Die Bindung an die frühere Existenz im Körper ist noch zu stark. Sie verbleiben in der Nähe der Lebenden, als »verirrte und erdgebundene Seelen«. Um weiterzugehen, brauchen sie unsere, das heißt der Lebenden, Hilfe. Diese zu leisten ist eben die Aufgabe des Captaçao. Der Begriff kommt vom Verb *captar* (aufnehmen, empfangen, einfangen). Das Medium geht in Trance, um der verirrten Seele seinen Körper zur Verfügung zu stellen, durch den sie mit uns kommunizieren kann. Zum Setting einer solchen Therapiesitzung gehört auch der »Doutrinator«, also ein Lehrer (wörtlich: »Indoktrinator«), der mit der Seele des Verstorbenen spricht, solange sie im Körper des Mediums weilt, um ihr den Weg ins Licht zu weisen. Rein technisch gesehen, handelt es sich bei diesem »Einfangen« der Seele um eine Form von Besetzung, also den temporären Aufenthalt eines vitalen Bewusstseins, das dem Jenseits zugehört, in einem menschlichen Körper.

Nicht nur im Spiritismus, sondern auch im Exorzismus der römisch-katholischen Kirche arbeitet man ja mit der Vorstellung, dass verschiedenste Arten transzendenter Wesenheiten von menschlichen Körpern quasi Besitz ergreifen können. Das Spektrum der Einflussnahme aus dem Jenseits reicht demnach von der heilsamen Unterstützung durch (Engels-)Kräfte bis hin zu krank machenden, Leib und Seele vergiftenden dämonischen Mächten. Auch eigentlich harmlose, aber heimatlose Seelen, so glauben die Spiritisten jeglicher konfessioneller Couleur, können Krankheiten verursachen, wenn sie den Körper irgendeines Menschen als Zufluchtsort wählen. Zeitgemäß ausgedrückt: Ihre Gegenwart bringt das Körper-Geist-Seele-Gleichgewicht des Betroffenen aus dem Lot. Als typische Zeichen einer solchen »Besetzung« durch Verstorbene werden gesehen: unerwartete Charakter- und Verhaltensänderungen, unerklärlicher Einstieg in Drogen- und Alkoholmissbrauch, Gedächtnislücken, Stimmenhören und sehr oft auch körperliche Schmerzen ohne hinreichende Erklärung für deren Ursache.

Sinn und Zweck der Captaçao-Praxis ist es, zunächst die ungebetenen Gäste aus dem Jenseits aus dem Körper des Patienten in den des Mediums zu locken. Danach kann der Doutrinator mit der Belehrung der verirrten Seele beginnen und sie davon überzeugen, ihre gleichsam parasitäre Existenz in dem fremden Körper zu beenden und stattdessen den ihr vorgezeichneten Weg zu gehen – womit beiden Beteiligten geholfen wäre. So etwas mag an Spuk- und Gespenstergeschichten oder Horrorfilme erinnern. Schon die feine Gesellschaft im Europa des 19. Jahrhunderts liebte den Thrill des Horrors, als sie den Spiritisten die Bühne bot, um in den Salons von Paris, London und Berlin ihre Séancen durchzuführen. Im heutigen Brasilien geht es in dieser Beziehung ausgesprochen demokratisch zu – der Spiritismus wird in allen Schichten der Gesellschaft als eine

Angelegenheit ernst genommen, die seelische und körperliche Heilung verspricht.

In den zahlreichen Captaçao-Sitzungen, denen ich beiwohnen durfte, habe ich weder Schauderhaftes noch Erschreckendes erlebt. Stattdessen aber sehr viel Menschlich-Berührendes. Es ist, als ob das pralle Leben seine ganze Vielfalt auch im Jenseits zu entfalten scheint, in der Form eines hoch emotionalen Abgesangs der verirrten Seele auf das gehabte Leben im Körper, dessen endgültiges Ende von ihr nicht so recht begriffen werden will! Aus jener Zwischenwelt, wo der Verstorbene womöglich noch gar nicht realisiert hat, dass er nicht mehr unter den Lebenden weilt, vernimmt man Trauriges und Tragisches, Romantisches und Verspieltes und, ja, auch manches Unterhaltsame. Fast immer geht es, wer hätte das gedacht, um zwischenmenschliche Beziehungen, nicht zuletzt um erotische und finanzielle Verstrickungen, die auch im Tode noch nicht gelöst sind. Man möchte sagen, es ist dort drüben ganz »wie im realen Leben«. Warum? Im Geiste des Menschen wird definiert und konstruiert, was »Realität« ist. Auch das Jenseits ist ein Konstrukt des menschlichen Geistes. Es unterliegt einer persönlichen und einer kollektiven Glaubensstruktur sowie der Macht subjektiver Erfahrungswelten.

Eine dunkelhäutige Frau, wohl schon mittleren Alters, aber noch sehr jugendlich wirkend, gilt im Umfeld von Eudes als hoch qualifiziertes Medium. Auch ihre spirituelle Heimat liegt einerseits im Katholizismus, andererseits im Candomblé, einer brasilianischen Variante des Spiritismus mit vorwiegend afrikanischen und europäischen Wurzeln. Die Sitzung, der ich jetzt beiwohne, wird für einen Bauarbeiter in mittlerem Alter durchgeführt, in dessen Adern ebenfalls afrikanisches Blut fließt. Der Mann leidet unter chronischen Schmerzen, die immer wieder unterschiedliche Körperteile befallen und medizinisch nicht erklärbar sind. Er ist schon längere Zeit arbeitsunfähig und kann seine Familie nicht mehr durchbringen. Da sitzt er nun, ein »Mann wie ein Schrank«, wie man so sagt, und doch ein einziges Häuflein Elend, in einer hinteren Ecke des Raumes, dumpfen Sinnes und innerlich unbeteiligt wirkend.

Sobald die Frau in Trance gegangen ist, beginnt sie zu flüstern:

»Psst, psst, seid doch still! Sie kommen gleich.«

Der Doutrinator interpretiert diese Aufforderung als Meldung einer verstorbenen Seele, die sich in den Körper des Patienten verirrt hatte, nun aber in den des Mediums »umgezogen« ist. Er hakt ein mit einer Frage, die an dieser Stelle typischerweise gestellt wird, um die Orientierungsfähigkeit oder -unfähigkeit des Verstorbenen festzustellen:

»Weißt du, wo du jetzt bist?«

Die Antwort offenbart, dass in dieser Hinsicht entweder erhebliche Defizite bestehen oder dass mit einer gehörigen Portion Sturheit zu rechnen ist:

»Ich habe gesagt: ›Ganz still sein!‹ – Ihr verratet uns noch!«, schimpft es aus dem Medium, in gepresst-intensivem Flüsterton. Offenbar fürchtet der Verstorbene wirklich, entdeckt zu werden. Somit wird klar, er ist voll und ganz der Meinung, noch am Leben zu sein. Damit gibt er noch einen weiteren Hinweis: Sich zu verstecken muss in seiner leiblichen Existenz entweder von großer Bedeutung gewesen sein, oder es spielte in seiner letzten Stunde eine besondere Rolle.

So geht das eine Weile hin und her. Der Doutrinator beißt auf Granit. Es ist schlicht unmöglich, mit dieser Seele eine vernünftige Unterhaltung zu führen ... Sie fordert kategorisch und ausdauernd, das Gespräch einzustellen und endlich still zu sein! Der Doutrinator wählt deshalb die direkte Konfrontation mit der bitteren Wahrheit.

»Weißt du, dass du gestorben bist?«

Stille auf der anderen Seite. Es scheint erstmals zu einer emotionalen Reaktion zu kommen. Auch die Körpersprache des Mediums deutet das an. Bisher wies sie jene Ausdruckslosigkeit aus, die für den Trancezustand eigentlich typisch ist. Nun aber beginnen sich in Gestik und Mimik die emotionalen Verwerfungen auf der anderen Seite zu manifestieren. Die an sich sehr harmonischen Gesichtszüge der Frau entgleisen förmlich. Ungläubiges Erschrecken, ja, allergrößte Panik stehen ihr ins Gesicht geschrieben! Der Blick bleibt starr, und der Mund öffnet sich, wie um nach Hilfe rufen zu wollen, aber er bleibt stumm ... Ich fühle mich unwillkürlich an das berühmte Gemälde *Der Schrei* von Edvard Munch erinnert, das dem Schrecken des menschlichen Herzens angesichts des Todes so eindrucksvoll Ausdruck verleiht.

Ja, der Schrei im Angesicht des Todes ist ein stummer Schrei, den auf dieser Seite des Vorhangs niemand hört ...

Der Doutrinator allerdings bleibt gelassen. Er scheint dergleichen gewohnt zu sein. Und offensichtlich sieht er sich auf dem richtigen Weg. Er spricht behutsam, aber eindringlich, wie eine Mutter zu ihrem verängstigten Kind:

»Dein Körper ist gestorben, und deine Seele ist jetzt in einem anderen Körper, der dir geliehen wird, damit wir uns unterhalten können.«

Der Ausdruck »Totenstille« erhält in dieser Situation geradezu wörtliche Bedeutung. Ganz so einfach, wie der Doutrinator sich das wohl vorgestellt hat, läuft die Sache aber nicht. Dieser Verstorbene ist geradezu besessen von der Idee, er sei noch am Leben. Seine Überzeugung verteidigt er mit allerlei Argumenten.

»Wie könnte ich denn hier im Gebüsch auf der Lauer liegen und auf die Kutsche warten, wenn ich gestorben wäre?«

Endlich wieder ein Hinweis. Und ein Anhaltspunkt für eine Unterhaltung, die diesen Namen verdient. Man beginnt, nicht mehr nur aneinander vorbeizureden.

»Auf was für eine Kutsche wartest du denn?«

Die arme Seele kann da nur verständnislos reagieren. Sie ist nach wie vor verärgert, aber sie kooperiert:

»Bist du blöd? Kommt noch eine andere Kutsche als die mit dem kranken Plantagenboss? Die Kutsche, in der genug Geld ist, damit wir für ein paar Monate ein gutes Leben haben?«

Der Doutrinator versteht sich auf seine Aufgabe. Er fragt nicht mehr lange, sondern rechnet damit, dass auch diese Seele urplötzlich aus dem Leben gerissen wurde. Und sich im Jenseits verirrt hat, weil sie »festhängt«: in jener Situation, die ihrem Tode unmittelbar vorausging. Die logische Schussfolgerung für ihn ist, dass diese Seele zu einem Räuber gehörte, der bei einem Überfall sein Leben verlor:

»Die Kutsche ist schon längst gekommen. Der Überfall ist misslungen, und du bist dabei getötet worden.«

Profunde Stille auf der anderen Seite. Und wiederum Erschrecken und Entsetzen im Mienenspiel des Mediums. Aus dem weiteren Dialog geht hervor, dass diese Seele jetzt erstmals »von oben« ihren toten Körper sieht. Sie realisiert somit, wenn auch widerstrebend, dass sie sich nunmehr im Jenseits befindet. Es bedarf aber noch erheblicher Geduld und Überzeugungsarbeit des Doutrinators, bis sie endlich akzeptiert, dass sie sich auch aus dem Körper des kranken Bauarbeiters definitiv verabschieden muss. Und dass sie selbst den Weg »ins Licht« gehen muss …

»Siehst du deine Verwandten dort, die Lichtgestalten?«, fragt der Doutrinator. Dabei hält er seine eine Hand vor die Augen des Mediums.

»Ich sehe sie«, haucht die Seele durch das Medium, nun erkennbar voller Hoffnung.

»Gehe zu ihnen! Sie werden dir helfen, den Weg ins Licht zu finden«, schließt der Doutrinator. Damit endet die Belehrung der verirrten Seele, und das Medium kommt aus der Trance. Für mich ein wenig plötzlich, sodass ich mich frage, wie viel Inszenierung hier im Spiel sein mag.

Was dem therapierten Mann zugutekommt: Dieses begabte und erfahrene Medium kann Sitzungen dieser Art auch in Halbtrance durchführen. Es muss also nicht, wie die meisten, in Tieftrance gehen und kann deshalb währenddessen eine gewisse Wahrnehmungsmöglichkeit und später die Erinnerung daran behalten. Es kann somit nach dem Aufwachen weitere Informationen liefern. Veranschaulicht an einem einfachen Beispiel, bedeutet dies: Ein Auto wird ausgeliehen (der Körper des Mediums). Die Besitzerin (das Bewusstsein des Mediums) aber nimmt auf dem Beifahrersitz Platz. So kann sie zwar nicht mehr das Auto steuern, aber beobachten, wohin die Fahrt geht. Und darüber kann sie nach dem Aufwachen berichten.

Daher erfährt der Patient, für den die Sitzung durchgeführt wurde, danach noch eine ganze Menge: Er sei in einem früheren Leben Mitglied der Räuberbande gewesen, die den Plantagenbesitzer auf seiner Fahrt ins Krankenhaus der Provinzhauptstadt überfiel. Aber er habe die Bande verraten, und der Überall sei schiefgegangen. Nicht aufgegangen sei dabei seine Rechnung, dass er selbst von den Gegenmaßnahmen des Opfers verschont bleiben würde. Er sei während der Kampfhandlungen getötet worden. Als ob das nicht genug gewesen wäre, sei er anschließend wohl auch noch von der Rache seines Räuberkollegen heimgesucht worden. Sein Aufenthalt im Zwischenreich zwischen irdischer Existenz und einer erlösten Existenz »im Licht« schien demnach auch einer Art Bestrafungsaktion durch seine Kollegen geschuldet gewesen zu sein.

Und der Patient? Ist er während der Sitzung etwa selbst in eine Art Trance geglitten? Mir scheint, er sei eher aus Langeweile einfach eingeschlafen, während die Anwesenden ein hochspannendes Drama erlebten. Diese Beobachtung macht mich wiederum nachdenklich. Ich weiß, er wurde vor der Sitzung angehalten, längere Zeit zu meditieren, zu beten und über sich selbst nachzudenken. Zudem erhielt er in einer Gruppe intensive Unterweisungen in die Lehre des Kardecismo. Das müsste eigentlich gereicht haben, denke ich, um ihm das notwendige Verständnis zu vermitteln für das, was während der Captaçao-Sitzung abgelaufen ist.

Also geht es ihm besser, ist er geheilt? Schwer zu sagen. Bei chronischen, ständig kommenden und gehenden Schmerzen könnte nur eine längere Beobachtungszeit darüber Klarheit bringen. Sofortheilungen werden, wie ich verstanden habe, beim Captaçao ohnehin eher selten erwartet. Man geht davon aus, dass auch eine Sinnesänderung, eine »Bekehrung«, beim Patienten stattfinden müsse. Das erscheint mir realistisch. Ohne Einbettung in den religiösen Kontext ist hier ein wirksames therapeutisches Agens wohl kaum zu erwarten. Dann aber scheint es mir durchaus möglich zu sein. Man kann es am ehesten wohl mit dem Wort »Sinnstiftung« umschreiben. Ein Mensch, der seiner persönlichen Existenz Sinn und Zweck zuschreibt, und zwar so, dass diese Zuschreibung als bleibende »Erkenntnis« für ihn auch emotionales Gewicht gewinnt, der wird auch psychisch robuster sein angesichts der Prüfungen, die ihm sein Dasein auferlegt.

MEINE KLINIK DER ZUKUNFT

Curitiba, Hauptstadt des brasilianischen Bundesstaats Paraná im Süden Brasiliens. Zusammen mit Gisela, einer deutschen Psychologin, werde ich heute ein ungewöhnliches Programm absolvieren: einen Besuch des *Hospital Espírita de Psiquiatria Bom Retiro.*

»Wahrscheinlich sind wir viel zu früh dran, wenn wir jetzt schon aufbrechen«, meint Gisela beim Frühstück.

»Ich glaube nicht. Die Direktorin hat mir ausrichten lassen, die Klinik erwache früh. Und wir haben für unseren Besuch ja nur wenige Tage.«

Gisela durchschaut mich.

»Vor allem bist du ungeduldig!«

Ungeduld? Ja, sie hat natürlich recht.

Ich habe diesen Besuch intensiv vorbereitet. Es soll ein Highlight dieser Brasilienreise werden. Wir in Europa erklären stolz die Erweiterung unseres Krankheitsverständnisses nach dem »bio-psycho-sozialen Modell« als ganzheitlich. Doch nur die biologischen, psychologischen und die sozialen Einflüsse für Erkrankungen und Heilung zu beachten genügt mir nicht mehr. Das Hospital Bom Retiro umschreibt seine *visão holística,* die ganzheitliche Sicht, mit dem komplexen Begriff *bio-psico-cultu-ro/sócio-espiritual.* Man will also auch spirituelle Faktoren mit einbeziehen, um psychiatrische Erkrankungen zu diagnostizieren und zu therapieren. Das interessiert mich brennend.

Auf dem Weg in die Klinik fällt uns die saubere und wohnliche, irgendwie europäische Anmutung dieser Stadt ins Auge, mit ihren gepflegten Straßen und sehr viel Grün. Welch ein Kontrast zu Rio und São Paulo! Und dann noch dieses angenehme subtropische Klima!

»Die Stadt ist eben geprägt von den vielen europäischen Einwanderern«, versuche ich Gisela ein wenig zu belehren. Die Retourkutsche folgt auf dem Fuße.

»Ja, es sind vor allem viele Deutsche, wie ich gelesen habe.«

Eine kurze Entgegnung auf diese in leicht triumphierendem Unterton vorgetragene Bemerkung muss dem Schweizer vergönnt sein:

»Natürlich, die Deutschen haben hier sogar ein Goethe-Institut, um das kulturelle Niveau der anderen Einwanderer zu heben.«

Gisela lacht. Wir haben immer wieder unsere Freude an derlei ironischem Geplänkel.

Ein Taxi zu nehmen sei nicht notwendig, hieß es. Die Busverbindungen hier gelten als ausgezeichnet. Tatsächlich, der Test fällt positiv aus. Diesbezüglich also eher schweizerische als deutsche Verhältnisse. Aber auf alle Fälle mehr grüne Lungen in dieser Stadt als bei uns!

»Guten Tag, ich bin Ricardo«, empfängt uns ein dunkelhäutiger, schlicht gekleideter Mann an der Pforte der Klinik sehr freundlich. Die weiße Frau neben ihm steht ihm an Korrektheit in nichts nach:

»Ich heiße Luana, seien Sie ganz herzlich willkommen!«

Diese Begrüßung scheint mir doch etwas einstudiert!

»Wir sind Patienten der Klinik«, klärt uns Ricardo als Nächstes mit breitem Lächeln auf, sodass sein makelloses Gebiss uns förmlich entgegenleuchtet.

Unglaublich! Völlig undenkbar bei uns, dass ausländische Fachkollegen in einer psychiatrischen Klinik von Patienten empfangen würden.

»Unsere Direktorin, Frau Maderli Sech, und Alexandre Sech, Leiter des psychologischen Dienstes, sind noch in einer Therapieveranstaltung. Einstweilen möchten wir beide Ihnen schon einmal die Klinik zeigen.«

Sieh einer an! Hier machen sie offenbar ernst damit, die Patienten nicht pauschal für krank zu erklären, sondern ihre Fähigkeit zur Selbststeuerung zu fördern – und zu fordern. So sollte es doch auch sein. Schon beginnen wir in der weitläufigen, parkähnlichen Anlage herumzuspazieren, in der verstreut einfach gebaute Pavillons liegen. Meine Augen suchen die Umgebung nach einem klinikähnlichen Zentralgebäude ab, ich finde aber keines. So beginne ich, mir ein paar Fragen zurechtzulegen, unter Berücksichtigung der Tatsache, dass unsere Führer Patienten sind. Fast bedaure ich es, sie nicht mehr stellen zu können. Unsere beiden Fachkollegen lassen nicht lange auf sich warten. Nach ein paar Minuten stößt das Ehepaar Sech zu uns, und die bisherigen Begleiter verabschieden sich ebenso höflich, wie sie uns willkommen geheißen haben.

Die Begrüßung unter uns Kollegen ist ausgesprochen herzlich. Man ist sichtlich erfreut, dass sich ein Psychiater und eine Psychologin aus Europa für eine psychiatrische Klinik im fernen Brasilien interessieren. Der unvermeidliche Sprachsalat trägt zur sowieso schon lockeren Atmosphäre nur noch bei. Im Notfall etwas Englisch beizumischen hilft uns allen über die

Klippen. Unkompliziertheit ist ein beneidenswerter Zug der brasilianischen Mentalität.

Weiter geht es mit der Besichtigung, nun unter fachlicher Führung. Die Anlage ist gepflegt und gut instand gehalten, wenn auch – durchaus landestypisch – nicht ganz unserem Standard von äußerer Ordnung entsprechend. Während bei uns psychiatrische Einrichtungen fast durchweg in größere Klinikkomplexe integriert werden und nach wie vor wie Krankenhäuser wirken, erhält man hier fast den Eindruck, in einer Art Feriensiedlung zu sein. In baulicher Hinsicht einfach zwar, aber funktional und unprätentiös. Das Einzige, was als luxuriös gelten kann, ist der zur Verfügung stehende Platz. Die für unsere Verhältnisse äußerst weitläufige Anlage umfasst eine Fläche von über 60 000 m^2 – etwa acht oder neun Fußballfeldern gleich, wie wir bei Gelegenheit kurz ausrechnen. Eingestreut sind zahlreiche schlichte Pavillons, mit viel Grün und Schatten spendenden Bäumen dazwischen. In ihnen leben die Patienten. Die Zimmer, wie auch die Gemeinschafts-, Therapie- und Infrastrukturräume, sind einfach ausgestattet, aber gepflegt und zweckmäßig.

Was mich besonders aufmerken lässt: Man sieht hier so gut wie keine unbeschäftigten Patienten! Überall sind Gruppen an der Arbeit. Rein äußerlich könnte man sie für Angestellte halten, verantwortlich für Küche, Reinigung und Grünpflege. Nachdem unsere Begrüßung aber durch Patienten erfolgte, frage ich mich, ob es nicht doch Patienten sind. Und so ist es auch. Überall werden wir freundlich begrüßt. Natürlich ist anzunehmen, dass die Leute über unseren Besuch vororientiert wurden, aber ihre Höflichkeit scheint völlig ungezwungen. Ich empfange keine Signale der Angst, des Argwohns oder mühsam unterdrückter Aggressivität.

Und, was uns sehr schnell auffällt: Wir sehen hier gar keine Patienten, die infolge hoher Neuroleptika-Dosierung mit ausdruckslosen Gesichtern und steifen Gliedern irgendwo herumstehen oder einfach nur dasitzen – sprachlos, emotional gedämpft und innerlich »leer«. Auf meine entsprechende Andeutung reagiert Alexandre – seine Gattin, die Direktorin, hat sich vorübergehend verabschiedet – im Ton allergrößter Selbstverständlichkeit: »Wir setzen Neuroleptika nur sehr sparsam ein. Wir hätten schon gar nicht die finanziellen Mittel, um sie in jenen Mengen zu verabreichen, wie es nach Empfehlungen aus den USA und Europa nötig wäre.«

Er spricht mir aus der Seele! Genauso versuche ich es ja auch. Doch mir ist es nur in sehr begrenztem Rahmen möglich. Die psychiatrische Betreuung bei uns wäre nicht darauf eingerichtet, mit den andernfalls zu erwartenden Konsequenzen fertig zu werden. Psychotische Patienten zunächst hauptsächlich medikamentös »ruhigzustellen« und auch längerfristig zu »stabilisieren« entspricht der modernen wissenschaftlichen Doktrin für Psychosebehandlung. Dr. Sech scheint meine Gedanken zu lesen:

»Aber nicht nur, weil wir hier mit begrenzten finanziellen Mitteln arbeiten, gehen wir so vor. Vor allem aus grundsätzlichen Überlegungen verschreiben wir Neuroleptika nicht so breit und so hoch dosiert, wie es bei euch der Fall zu sein scheint. Es gibt andere Wege, selbst bei stark erregten Patienten.«

»Andere Wege?«

»Wir fixieren sie, wenn sie randalieren.«

Was ich höre, dämpft meine Begeisterung erheblich. Eben noch habe ich gedacht, mit zwei Pionieren einer progressiven Psychiatrie zu sprechen. Und nun das! Fixieren! Ich denke an all die Kritik am Festbinden. Also auch hier …? Erst kürzlich habe ich Klinken in Varna, Bulgarien, und in Moskau besucht. Dort sah ich viele Patienten, die fast den ganzen Tag in ihren Betten liegen, oft festgebunden und meistens über Stunden allein. Man darf nicht ungerecht sein: Dies geschieht dort auch, weil Personal und Mittel fehlen.

Alexandre lächelt bedeutungsvoll – und ohne jede Verlegenheit. Wieder scheint er zu wissen, was ich denke. In diesem Fall allerdings dürfte das nicht sehr schwierig sein. Ich versuche, mein ungläubiges Erstaunen gar nicht erst zu verbergen. Doch statt zu einer Erklärung anzusetzen, macht er nur eine einladende Geste in Richtung eines Pavillons in der Nähe.

»Kommen Sie! Ich zeige Ihnen, wie wir das machen. Wir haben gerade eine solche Situation.«

Er führt uns in einen Raum mit sechs einfachen Eisenbetten, belegt mit dünnen Matratzen. Tatsächlich ist auf dem einen Bett ein kräftiger, jüngerer Mann festgeschnallt. Er ist ruhig, schweigt und schaut weg. Eine stämmige, trotz ihres eher jugendlichen Alters mütterlich und sehr geduldig wirkende Frau sitzt bei ihm und wischt ihm gerade den Schweiß von der Stirn. Dann bietet sie ihm etwas zu trinken an. In der einen Hand den Becher, stützt sie mit der anderen seinen Kopf, damit er die Flüssigkeit überhaupt zu sich nehmen kann.

»Warum ist er so ruhig und willig?«, fragt mich Gisela, während Alexandre zu dem Patienten getreten ist und sich mit ihm ganz normal unterhält. »Er ist doch fixiert. Er wirkt aber ganz zufrieden. Ich verstehe das nicht.«

Ich kann es mir auch nicht erklären. Dann ist Alexandre wieder bei uns. Er erläutert uns die Umstände.

»Wer wegen psychotischer Aggressionsschübe fixiert wird, darf keine Sekunde allein gelassen werden! Allein gelassen zu werden gehört zu den schlimmsten Erlebnissen in der Psychose und verschlimmert meistens nur den Zustand. Diese Menschen brauchen Kontakt, auch physisch. Sei es das Halten einer Hand, sei es das Abwischen der Stirn. So bleiben sie in elementarer Weise in die menschliche Gemeinschaft integriert. Und Fixieren beruhigt sie oft ganz unmittelbar, wenn sie trotzdem genügend Zuwendung erhalten.«

Ich weiß aus eigener klinischer Praxis zur Genüge, welche Ängste Menschen leiden, wenn sie in akuter Psychose in einer Isolierzelle eingeschlossen werden, und sei es nur für wenige Stunden. Spontan erinnere ich mich an ein Erlebnis, das ich als junger Assistenzarzt hatte. Mit dem Oberarzt und zwei weiteren Kollegen besuchte ich eine Patientin in der Isolierzelle. Nur mit Klinikhemd und Unterwäsche bekleidet, lag sie auf dem harten Boden neben ihrer bloßen Matratze. Bettgestelle sind ja schnell demoliert, Bettwäsche wird zerrissen und ist ein Risikofaktor im Falle möglicher Selbstgefährdung, zumal wenn die Patienten länger allein sind. Diese Patientin flehte uns verzweifelt an:

»Nur die Hand halten! Halten Sie nur einen Moment wenigstens meine Hand, bitte, bitte!«

Der Oberarzt verbot uns damals auch diese kleine Geste, die für psychotische Patienten oft wie ein Rettungsanker wirkt. Die Verzweiflung dieser Frau, die wie eine Ertrinkende um eine rettende Hand bettelte, bleibt für mich unvergessen.

Mit der Öffnung der Kliniken werden auch bei uns Fixierungen wieder vermehrt angewendet. Nur können Monitorüberwachung und periodische Kontrollvisiten menschliche Zuwendung nicht ersetzen! Die Sicherstellung einer ständigen mitmenschlichen Präsenz in dieser brasilianischen Klinik überzeugt und beeindruckt mich. Alexandre aber hat seine Erklärung noch nicht beendet: »Dieser Patient wird in etwa 40 Minuten losgebunden. Dann ist das ganze Team dabei. Das sind acht Leute.«

»Acht Leute aus Ihrem Staff? Woher nehmen Sie die?

Ich hätte es wissen müssen.

»Natürlich können wir nicht acht Leute unseres Personals einsetzen. Diese acht sind allesamt Patienten. Sie bilden ein ›Team‹, wie wir es nennen. Eine Art Selbsthilfegruppe im geschützten Raum der Klinik. Auch der Patient und die Frau an seinem Bett gehören dazu. Die meisten von ihnen sind in einem fortgeschrittenen Genesungsstadium. Sie dürfen niemanden ohne ärztliche Verordnung festbinden. Und sie dürfen die dafür festgelegte Zeit nicht ohne ärztliche Weisung überschreiten. Die Patienten werden schon beim Eintritt darüber orientiert, welche Maßnahmen wir ergreifen, sollten sie aggressiv werden oder randalieren. Und sie wissen, dass wir ihnen, wann immer möglich, ein gewisses Mitspracherecht dabei gewähren, ob wir Fixierung oder Medikamente anwenden.«

Wie zur Bestätigung seiner Worte taucht jetzt eine jüngere Frau in weißem Kittel auf. Eine Ärztin. Die erste Person in klassischem Arztgewand, die wir erblicken! Eine Kontrollvisite, wie es scheint.

Das weitere Gespräch setzen wir im Freien fort. Meine Zweifel sind noch nicht beseitigt. Ich stelle mir chaotische Szenen vor, und diese Befürchtung bringe ich auch zum Ausdruck. Alexandre beschwichtigt mich:

»Die Teams werden für ihre Aufgabe gründlich trainiert. Und meistens sind die Patienten beruhigt, wenn sie losgebunden werden. Es wird ja auch dauernd mit ihnen gesprochen. Erneutes Festhalten oder gar Festbinden ist selten nötig.«

Am nächsten Tag kann ich mich mit dem Patienten, den wir beobachtet hatten, unterhalten. Die Fixierung scheint für ihn nicht sehr negativ zu sein, so jedenfalls deute ich seine Worte, unter Zuhilfenahme einer englischen Teilübersetzung durch Alexandre. Wenn er fixiert werde, fühle er sich sicherer, so der Patient.

Ist das seine tatsächliche Meinung, oder spricht er seinem Arzt nach dem Munde?

Ich frage nach, warum. Seine Antwort klingt zumindest plausibel: So könne er niemanden verletzen und nichts zerstören. Davor scheint er am meisten Angst zu haben. Ich weiß wiederum aus eigener Anschauung, wovon er spricht. Er versteht also, welche Konsequenzen sein Außer-sich-Sein auch für seine Umwelt haben kann. Das ist auf alle Fälle ein Schritt in Richtung Selbststeuerung, der immer dann noch schwerer fällt, wenn der Patient sich bedroht fühlt und dabei noch glaubt, man wolle ihn bestrafen, indem man ihn einfach wegsperrt und sich selbst überlässt.

Unser Erstaunen über die Arbeitsweisen dieser Klinik ist groß. Hier verfügt man nur über so geringe ökonomische Mittel, dass es ohne die systematische Einbindung der Patienten oft gar nicht anders ginge! Wir finden es geradezu bewundernswert, dass man, anstatt über mangelnde Mittel zu klagen, aus der Not eine Tugend macht und unter den gegebenen Verhältnissen ein geradezu revolutionäres Konzept entwickelt! In einer kurzen Pause schildere ich Gisela meine deprimierenden Eindrücke aus Bulgarien und Russland, wo man eben gerade die fehlenden Mittel dafür verantwortlich macht, dass die Patienten den Tag hauptsächlich in ihren Betten verbringen müssen, fixiert oder medikamentös ruhiggestellt.

Alexandre erklärt später weitere Einzelheiten:

»Im Prinzip haben wir immer Patiententeams von acht Leuten, Frauen und Männer gemischt. Und in fast jedem Team sind auch Newcomer mit den Gesünderen zusammen.«

Newcomer, also wegen akuter Geistesstörung vor Kurzem Eingewiesene, in so verantwortungsvollen Aufgaben?

»Wenn ich so etwas zu Hause erzähle, wird man mir das kaum glauben wollen«, wende ich mit gebotener Höflichkeit ein. Was ich denke, behalte ich für mich:

Ich würde Erschrecken und Entsetzen hervorrufen.

Die Geduld meines brasilianischen Kollegen mit mir scheint jedoch unerschöpflich:

»Natürlich sind die Patienten dann schon einige Zeit hier, und sie kommen nicht gleich in die Teams mit heiklen Aufgaben. Und sie sind immer in einer Gruppe von insgesamt acht Personen. In diesem Kollektiv können sie bei weniger anspruchsvollen Arbeiten wie Park- und Tierpflege oder Reinigung fast von Anfang an mithelfen. Das ist durchaus heilsam.«

Da kann ich nur zustimmen. Früher gehörten auch bei uns zu fast jeder Klinik ein Garten und oft sogar eine Landwirtschaft. Das ist inzwischen so gut wie überall abgeschafft worden. Allerdings besinnt man sich vereinzelt wieder darauf. Es ist aber zu früh, bereits von einer Gegenbewegung zu sprechen, wünschenswert wäre es gleichwohl: Tiere und Pflanzen sind Therapie, sie verbinden Jung und Alt ebenso wie Gesunde und Kranke.

»Wenn wir diese Menschen ins Bett stecken oder gar einsperren, lassen wir sie nur noch tiefer in ihrer kranken Welt versinken. Haben sie aber in einem Team von Gesünderen sofort auch Verantwortung und Pflichten zu übernehmen, werden auch ihre eigenen gesunden Anteile gestärkt, und viel Krankes fällt schon dadurch von ihnen ab.«

Natürlich gibt es diese Erkenntnis auch bei uns. Wir schicken die Patienten dann in die Mal-, Musik- und Beschäftigungstherapie. Aber sie gleich in verantwortungsvolle Aufgaben einbeziehen?

»Das klappt aber doch wohl nicht immer?«, lautet diesmal meine kritische Gegenfrage.

»Es gibt Ausnahmen, allerdings sind sie sehr selten«, behauptet Alexandre. »Aber lassen Sie mich weiter erklären, wie unsere Klinik organisiert ist. Die Aufgaben dieser Achterteams sind vielfältig. Sie umfassen Küche, Kantine, Reinigung, Parkpflege, wie ihr ja schon gesehen habt, aber auch therapeutische Aufgaben.«

»Ja, und auch den freundlichen Empfang von Gästen, wie wir ihn erlebt haben«, fügt Gisela hinzu, und sieht mich mit mild-vorwurfsvollem Blick an. Stimmt, das hätte ich auch selbst mal erwähnen können.

Alexandre lächelt erfreut. Ich gönne ihm den Anflug von Stolz, der ihm bei aller Bescheidenheit anzumerken ist. Er ist sich dessen bewusst, dass sie hier Außerordentliches leisten. Und wartet erneut mit einer weiteren erstaunlichen Einzelheit auf:

»Nicht nur der Empfang von Gästen gehört dazu. Auch für den Empfang von neu ankommenden Patienten ist ein Team von acht Patienten mitverantwortlich. Sie müssen bereit und sofort einsatzfähig sein, wenn die Polizei oder eine Ambulanz psychotische Patienten bringt. Sobald eine kurze ärztliche Prüfung ergeben hat, dass medizinisch nichts Dringendes ansteht, ist vorerst dieses Empfangsteam von Patienten am Zug.«

Das Vorstellungsvermögen eines Schweizer Psychiaters wird da schon arg strapaziert:

»Und das funktioniert auch im Notfallbereich? Wirklich

ohne größere Pannen?«, platzt es jetzt doch ganz spontan aus mir heraus.

Er aber lässt sich nicht verunsichern.

»Wie ich sagte, eine Ärztin oder ein Arzt ist anfänglich kurz dabei. Und wenn dringliche medizinische Probleme vorhanden sind, bleiben sie in der Pflicht. Aber das ist eher selten unmittelbar nötig. Übrigens müssen auch diese Empfangsteams für ihre Einsätze regelmäßig und besonders gründlich üben. Diese Übungen sind selbst schon Therapie.«

Ob ich das zu Hause erzählen kann, ohne dass ich wieder einmal zu hören bekomme, ich hätte vor lauter Esoterik meinen psychiatrischen Fachverstand verloren?

Doch ich höre gern weiter zu:

»Das sofort sichtbare Übergewicht an physischer Präsenz durch acht kräftige Patienten hat an sich schon eine stark beruhigende Wirkung.«

Da muss ich ihm aus meinen Erfahrungen in unseren Kliniken und noch mehr im ambulanten Notfalldienst recht geben. Ich kann allein bei einem Klienten auftauchen, der soeben seine Frau verprügelt und seine Wohnung demoliert hat, und er schmeißt mich achtkantig wieder hinaus. Wenn aber hinter mir gut sichtbar zwei kräftige Polizisten stehen, habe ich eine Chance auf eine einigermaßen ruhige und vernünftige Unterhaltung mit ihm. Der Vergleich mag deplatziert erscheinen, und doch ist es prinzipiell das gleiche Mittel zum Zweck. Schon als Gymnasiasten lernten wir: *Si vis pacem para bellum:* Wenn du den Frieden willst, dann rüste für den Krieg.

Kein Zweifel, was wir hier sehen und hören, ist beeindruckend. Aber selbst für mich ist nur schwer vorstellbar, dass bei der Ankunft in der Klinik nicht primär die Ärzte zum Zuge kommen. Auch meinem Gesprächspartner ist offenbar klar, dass ein europäisch geschulter Psychiater hier nicht nur zweifelt, sondern sogar leicht schockiert ist. So wartet er meine Gegenfrage diesmal gar nicht erst ab:

»Es ist eindeutig von Vorteil, dass ein verstörter Neuankömmling von Mitpatienten empfangen wird. Das nimmt ihm einen Teil seiner Angst. Von diesem Patiententeam erhalten die Neuankömmlinge sogleich wichtige Informationen über die Klinikabläufe. Und sie werden ständig von einer gefühlten Übermacht begleitet: vom Essen und Trinken über Duschen und Kleiderwechsel bis zur Zuweisung eines eigenen Bettes. Dabei wird zunächst einmal geplaudert und nicht diagnostiziert. Auch Spaß haben gehört, wann immer möglich, mit dazu. Routinierte Patienten sind da sogar noch lockerer als routinierte Ärzte – und mindestens ebenso feinfühlig.«

Ich glaube es gern: Die Gemeinschaft von Mitpatienten ängstigt einen Neuankömmling viel weniger, als wenn ein Arzt, immer in der Gegenwart physisch überlegener Pfleger, ihm Blut abnehmen, ihn röntgen und ihm sofort Medikamente verabreichen muss. Noch dazu, wenn die Anamnese seltsame Fragen mit sich bringt: ob er sich verfolgt fühle, ob er Stimmen höre oder nicht menschliche »Wesen« sehe. Es gehört eben zum Selbstverständnis und zur Organisationspraxis unserer Notfallstationen, dass die dort arbeitenden – meist jungen – Psychiater möglichst schnell ein umfassendes Symptombild und eine wissenschaftlich orientierte Eintrittsdiagnose präsentieren. Das mag ihrer Ausbildung dienen, nicht immer aber wohl dem Patienten.

Doch wie ich es drehe und wende – ich muss in Rechnung stellen, dass es zwischen Südamerika und Europa gravierende kulturelle und fachliche Unterschiede gibt:

»Es ist hochinteressant, was wir hier zu sehen bekommen. Aber gleichzeitig hätte ich noch zu viele Zweifel und Unsicherheiten, um so etwas bei uns umzusetzen, selbst im undenkbaren Fall, dass es von oben bewilligt würde.«

Alexandres Antwort beweist Pragmatismus und gesunden Menschenverstand:

»Wie ihr schon wisst, haben wir ja gar keine andere Wahl, wenn wir mit unserem spirituellen Menschenbild und den spärlichen finanziellen Mitteln eine für uns verantwortbare Therapie anbieten wollen.«

Das ist mir dann doch etwas zu bescheiden!

»Ich bewundere und beneide euch um eure therapeutische Kreativität! Ich habe in anderen Ländern wegen fehlender Mittel einen ungleich traurigeren Umgang mit den Patienten gesehen. Wie hätte ich ahnen können, dass ich, der ich mich doch als Selbsthilfeexperte sehe, hier im Schwellenland Brasilien eine so großartige Lektion in ressourcenorientierter psychiatrischer Therapie erhalten würde. Und in der Tat, Selbsthilfe und Spiritualität lassen sich auch für mich nicht trennen.«

Ein schöneres Kompliment hätte ich dem Kollegen nicht machen können. Es war aber aus dem Herzen gesprochen!

Damit ist der erste Besichtigungstag für uns zu Ende. Ein Tag voller intensiver Erfahrungen und tiefer Einblicke in ein ganz anderes Modell von Therapie, als wir es von zu Hause her gewohnt sind.

Gisela ist am Abend zu müde für weitere Diskussionen. Doch ich bleibe noch lange wach. Diese praktische Vorführung einer radikalen Umsetzung so vieler meiner eigenen Visionen kam unerwartet. Meine Gedanken schweifen in die Vergangenheit. In jene Zeit, da noch vieles, wenn nicht alles, möglich schien …

Meine Hoffnung und mein Streben nach Erneuerung in der Psychiatrie treiben mich an, seit ich als junger Assistent erste Erfahrungen sammelte. Der Schock über das, was ich als ahnungsloser Neuling in den geschlossenen Akutabteilungen gleich zu Beginn meiner ärztlichen Tätigkeit erfahren musste, saß tief. Es machte mich und eine Minderheit junger Berufskollegen, die wir darüber große Betroffenheit verspürten, zu Rebellen. Unsere Empörung und unser Enthusiasmus waren voller Kraft! Wir kämpften mit Elan gegen verkrustete Strukturen und verbohrte Vorgesetzte in den Kliniken. Wir suchten im In- und Ausland nach Hoffnung gebenden Modellen und Vorbildern.

Es war eine Zeit, in der Revolution und Lebensfreude eine gefühlte Unbesiegbarkeit verströmten. Ich sehe mich in einer Gruppe junger Psychiater und Angehöriger der Pflegeteams mit der Eisenbahn durch das sonnige Oberitalien fahren, lachend, singend, Gitarre spielend und voller Vorfreude. Unser Ziel war die Klinik Gorizia an der italienisch-jugoslawischen Grenze. Franco Basaglia, der dortige Klinikchef, war gleichermaßen Symbol und Prophet einer neuen, humaneren Psychiatrie mit der Leitidee, geschlossene Psychiatrieabteilungen abzuschaffen. Basaglia sprach uns aus dem Herzen, als er uns eröffnete:

»Ich war zutiefst schockiert, als ich die Zustände hier in Gorizia täglich hautnah miterleben musste. Und als Chefarzt war ich selbst dafür verantwortlich!«

Seine Bereitschaft, sich selbst kritisch zu hinterfragen, beeindruckte uns nachhaltig:

»Der Zwang, den wir diesen Menschen antun, erfasst schließlich auch uns selbst!«

Wie recht er hatte! Dieser ständige Zwang konnte nicht die Lösung sein, nicht die Heilung bringen.

»So wie wir diese Menschen mit psychischen Problemen von uns absondern, schaffen wir eine nicht mehr überbrückbare Kluft zwischen gesund und krank.«

Genau diese Distanz aufzubauen gilt der herkömmlichen Psychiatrie als unbedingte Voraussetzung therapeutischer Arbeit. Basaglia setzte ihr eine ganz andere Idee entgegen:

»Kein Mensch ist nur krank. Jeder Mensch bewahrt gleichzeitig viel Gesundes! Doch in der Psychiatrie übersehen wir die gesunden Anteile. Wir unterdrücken sie und lassen sie verkümmern.«

Ein unglaubliches Gefühl von neuer Hoffnung, von Wieder-durchatmen-Können, erfüllte mich nach der Begegnung mit ihm und den Diskussionen mit seinen Patienten. Geschlossene Abteilungen sahen wir keine mehr in Gorizia. Viele uns beglückende Visionen brachten wir mit nach Hause. Aus heutiger Sicht haben wir in unserem Enthusiasmus übersehen, dass die meisten Patienten damals gelangweilt auf dem Klinikgelände herumlungerten. In Italien wurden die Kliniken bald geöffnet und weitgehend abgeschafft. Und sogleich begann der Streit darüber, ob die italienische Psychiatriereform mehr Freiheit, Integration und Würde gebracht hätte. Oder mehr Elend, Vernachlässigung und Vereinsamung.

In der Schweiz und in Deutschland haben wir aus den italienischen Erfahrungen gelernt. Die Reformen wurden vorsichtiger und behutsamer angegangen. Der Vormarsch der Sozialpsychiatrie ließ sich auch bei uns nicht mehr aufhalten, und viele neue Einrichtungen außerhalb der Klinikmauern wurden geschaffen. Doch die Autonomie, die gesunden Anteile, die Selbsthilfe und Selbstheilungskräfte wurden nur ansatzweise in die Konzepte integriert.

Als Oberarzt an einer Schweizer psychiatrischen Poliklinik lernte ich durch meinen damaligen Chef den legendären deutschen Psychoanalytiker und Sozialphilosophen Horst-Eberhard Richter kennen. Sein Mitarbeiter, Professor Lukas-Michael Möller, erregte seinerzeit Aufsehen durch die Förderung und Propagierung von Gesundheits-Selbsthilfegruppen. Nach Teilnahme an einer Tagung der *Deutschen Arbeitsgemeinschaft Selbsthilfegruppen* war ich entschlossen, eine ähnliche Bewegung in der Schweiz anzustoßen. So habe ich Anfang der Achtzigerjahre die ersten Gesundheits-Selbsthilfegruppen in meinem Heimatland gegründet.

Es ist heute nicht mehr vorstellbar, welcher Widerstand besonders von der damaligen Ärzteschaft der Selbsthilfegruppen-Bewegung entgegenschlug. Es wurde von der Polizei deshalb sogar eine geheimdienstliche Akte über mich angelegt. Das erfuhr ich erst viele Jahre später, im Zuge des sogenannten Fichen-Skandals. Die obrigkeitliche Verteidigung der starren Grenzlinien zwischen psychischer Gesundheit und Krankheit erschien damals als völlig normal.

Am nächsten Tag diskutieren wir mit dem Kollegen-Ehepaar Sech die Umsetzungsmöglichkeiten ihres Modells auf unsere heimatlichen Verhältnisse. Könnte man da eine Art Stufenplan entwerfen, um nicht mit der Tür ins Haus zu fallen? Die Antwort von Frau Dr. Sech wirft ein Schlaglicht auf das Problem:

»Mach dir keine Illusionen! Wir sind ein Schwellenland. Weder was wir schreiben, noch was wir sagen, wird in eurer angloamerikanisch-europäischen Wissenschaftsgemeinde wirklich gehört und ernst genommen!«

Da hat sie wohl recht. Aber die Deutlichkeit, mit der die Sechs und vorher schon andere Kollegen in Brasilien das aussprechen, macht mich doch betroffen. Die Demütigung, welche die Gepflogenheiten der *scientific community* diesen wahrhaftigen Pionieren der Psychiatrie bereiten, wird mir mit einem Schlag klar.

Unsere Aufmerksamkeit für die restlichen Tage hier gilt hauptsächlich den spirituellen Methoden in der Klinik. Was wir diesbezüglich erfahren, unterscheidet sich allerdings nicht sehr von dem, was wir in den verschiedenen Institutionen in Belo Horizonte und São Paulo erlebt haben: Captaçao-Sitzungen, Unterweisungen, Vorträge und Anleitungen zum Meditieren. Durchweg wird in Gruppen gearbeitet.

Doch die spirituelle Dimension ist immer und überall spürbar. Und sie gibt Hoffnung! Nochmals gehen meine Gedanken zurück zu Franco Basaglia im Italien der frühen Siebzigerjahre. Auch zu seiner Aussage, wir hätten die Geisteskrankheiten auf Krankheiten ohne Geist reduziert. Und wir könnten diesen Menschen mit aller Therapie nicht gerecht werden, wenn wir nicht die metaphysische Dimension mit einbeziehen würden.

Ich will immer noch nicht ganz glauben, dass Maderli und Alexandre Sech mit ihren Methoden in Europa so gar kein Gehör finden würden, und lade sie ein. Im Rahmen eines von mir aufgebauten Fortbildungsprogramms für Psychiater führen sie einen Workshop durch. Die wenigen Teilnehmer sind begeistert, aber die erhoffte breitere Resonanz bleibt aus. Meine ideale Klinik wird wohl vorerst eine Zukunftsvision bleiben.

FEUERLAUF

Ein acht Meter langer, glühender Kohlenteppich liegt vor mir. Immer wieder laufen die Leute über die Lohe, das erste Mal ängstlich, dann lachend, triumphierend. Sogar ein paar Kinder rennen drüber, jauchzend und mit Geschrei. *Wie lange kann ich meinen eigenen Feuerlauf noch hinauszögern?*

Man solle nicht rennen, weil man dann stärker auf die Glut trete, hatte ich kurz zuvor in einem GWUP-Artikel gelesen. Für die GWUP müssen alle Phänomene in unserer Welt »natürlich« erklärbar sein. Schließlich ist es ja die »Gesellschaft zur wissenschaftlichen Untersuchung von Parawissenschaften«. Das heißt, dort arbeitet man daran, zu beweisen, dass es paranormale Phänomene eigentlich gar nicht gibt. Das erfordert natürlich auch, das Unerklärliche wegzuerklären, wenn es sich als hartnäckig unerklärbar erweist. Zum Beispiel, wenn Menschen sich beim Feuerlauf nicht die Fußsohlen verbrennen: Dann sei das ganz normal und nicht paranormal – so die Profi-Skeptiker von der GWUP. Wenn man sich nicht gar zu ungeschickt anstelle, könne dabei überhaupt nichts passieren, hatte ich in einem Fachbeitrag dieser Organisation gelesen. Besondere Geisteskräfte völlig unnötig!

Genau das Richtige für mich also, aber wer hätte gedacht, dass gerade ich mich einmal an eine GWUP-These klammern würde! Ich, der sozusagen im Dauerstreit mit diesen Leuten liegt, weil sie mir einfach als viel zu engstirnig erscheinen. Aber jetzt! Da steh ich nun, ich armer Tor, und bin so feig wie nie zuvor ... Hmmm ... Es kann also gar nichts passieren ... Doch was bedeutet es eigentlich, sich »nicht gar zu ungeschickt« anzustellen? Ein Hintertürchen müssen also auch die sich offen halten – Garantien werden auch von denen nicht gegeben!

Rieche ich da etwa verbranntes Fleisch?

Von den Vorbereitungen des anschließenden Grillfests kann dieser spezielle Geruch ja nicht stammen, denn an dieser Veranstaltung nehmen zu viele Vegetarier teil, als dass ein Grillfest mit Fleisch Chancen hätte ...

Wieder einmal hatte alles scheinbar völlig harmlos begonnen. Ich hatte geglaubt, an diesem heiteren Pfingsttag in Puchberg am Schneeberg auf eine ganz normale zahnärztliche Hypnosetagung eingeladen zu werden. Hätte ich mir nur das Veranstaltungsprogramm näher angeschaut! Wenn ich von diesem Feuerlaufexperiment gewusst hätte, wäre ich jetzt sicher besser vorbereitet. Dann hätte ich meine Geisteskräfte so mobilisieren können, wie ich es gewohnt bin: durch Literaturstudium und möglichst gründliche gedankliche Durchdringung der Materie. Ich hätte auch noch ein paar ärztliche Fachartikel aufzuspüren versucht, zwecks Risikoabschätzung. Doch jetzt stehe ich ohne jegliche geistige Rückenstütze vor diesem Glutteppich. Nackt und bloß fühle ich mich. Barfuß bin ich ja schon! Alle außer mir scheinen sich um den gesunden Menschenverstand à la GWUP nicht einen Deut zu scheren. Sie haben ihren Spaß, mal schneller, mal langsamer über die Glut zu rennen, sobald sie es das erste Mal geschafft haben.

Schon die natürliche Hornhaut an den Fußsohlen würde vor Verbrennung schützen, stand in diesem Artikel. Jene sechs- bis achtjährigen Kinder können aber noch kaum Hornhaut haben. Sie laufen ja schließlich nicht mehr den ganzen Sommer barfuß durch die Gegend wie ich in meiner eigenen Kindheit im Appenzeller Land.

Ich habe richtig viel Hornhaut an den Füßen. Also kann ich unbesorgt den Lauf wagen!

Das war jetzt quasi eine Affirmation, nach Art des positiven Denkens: zur inneren Vorbereitung und Einstimmung meines Unterbewusstseins auf die bevorstehende Feuerprobe. Und das unter Verwendung einer Aussage, die von der GWUP stammt! Darf man das überhaupt? Aber letztlich sind sie dort selbst schuld, wenn man ihre zweifelhaften Behauptungen in eine esoterische Psychotechnik einbindet. Ich affirmiere noch ein paar Mal und erinnere mich einer weiteren Empfehlung aus dem Artikel: an kühles Moos zu denken, dann spüre man die Hitze weniger.

Also braucht es doch besondere Geistesanstrengungen? Wenn sogar die GWUP dieser Meinung ist!

Die Kinder mit ihrem Geschrei nerven mich. Sie stören mich in meiner Konzentration. Die Worte der Feuerlaufleiterin bei der Einstimmung auf das Experiment fallen mir wieder ein: »Du spürst die Hitze wie eh und je, aber mit der richtigen Einstellung verbrennst du dich nicht! Schau einfach in die Bäume!«

Richtige Einstellung? Kühles Moos? In die Bäume schauen? Hornhaut an den Füßen? Wem soll ich vertrauen?

Das Geschrei ist nicht zum Aushalten! Man kann ja überhaupt nicht klar denken! Und die Zeit drängt. Ich werde hier ganz sicher nicht so lange warten, bis ich als Allerletzter unter der besonderen Aufmerksamkeit aller anderen meinen Lauf absolviere. Zumal ich für meinen Auftritt als Referent auf dieser Veranstaltung schon einige Bewunderung für meinen Mut eingeheimst habe. Als amtierender Psychiatrie-Chefarzt, der an einer staatlichen Klinik Geistheilexperimente durchführt, bin ich schon durch so manche Feuerprobe gegangen. Wenn auch nur im übertragenen Sinn.

Das passt nicht zu einem zaudernden Herumstehen am Rande der Gefahrenzone. Also los jetzt!

Wie aber mache ich es? Einfach losgehen, nach GWUP-Empfehlung, um den Fußdruck auf die Glut niedrig zu halten? Oder rennen, um den Kontakt mit der Glut zeitlich zu begrenzen, wie die Leiterin es riet? Welche Unbeschwertheit der feuerlaufenden Kinder! Die machen bereits ihren x-ten Lauf.

»Wenn ihr nicht werdet wie die Kinder.«

Blöder Spruch, auch wenn er aus der Bibel stammt! Höchste Zeit, mich anzuschließen, wenn ich eine Blamage vermeiden will.

»Die Glut wird normal heiß sein, wie eine Glut halt heiß ist«, wiederhole ich für mich die Behauptung der Leiterin. Aber was heißt hier eigentlich »normal heiß«?

»Trotzdem wirst du dich nicht verbrennen!«

Sagte sie. Aber stimmt das auch? Kann sich ein normaler Mensch mit normalem Verhalten dabei überhaupt verbrennen, oder haben die GWUPler recht?

Doch jetzt los, mit voller Konzentration ... Der erste Schritt ... der zweite ... und noch einer. Ich spüre eine gewisse Wärme, nicht mehr. Jetzt die Konzentration! Aber auf was? Moos, Bäume? Oder einfach Geistkraft produzieren? Irgendwie strenge ich mein Gehirn an. Oh, hätte ich mich doch nur darauf konzentriert, möglichst schnell durch den Teppich zu laufen. Aber das wäre für mich zu banal gewesen, einfach nur zu rennen! So ohne esoterische Geisteskraft!

Damit gehöre ich wohl zu den langsameren Feuerläufern an diesem Event. Etwa in der Mitte des Glutteppichs wird die Hitze an den Füßen dann unerträglich.

Das ist aber verdammt heiß, wirklich nicht auszuhalten!

Aufwallende Wut gegen die Leiterin, gegen die Organisatoren, gegen diesen verdammt langen Glutteppich. Und im selben Augenblick – wie eine Katastrophe über mich hereinschwappend – versengt die Glut die Sohlen an meinen mit reichlich Hornhaut gesegneten Füßen. Zur Wut kommen Gefühle der Scham und Erniedrigung. Habe ich mich vorher in meinem Guru-ähnlichen Status gesonnt, fühle ich mich jetzt elend und gedemütigt. Wie bin ich eigentlich aus dem Glutteppich herausgekommen? Rennend oder marschierend?

Verflucht noch mal, wieso musste gerade mir das passieren?

Weitere »unspirituelle« Gedanken stürmen auf mich ein. Könnte ich doch dem plötzlich nicht mehr attraktiven Tagungsort heimlich entfliehen!

Soll ich also meine Brandblasen geheim halten oder ehrlich bekannt geben?

Ehrlich gestanden, habe ich gar keine Wahl. Das Brandblasen-Humpeln wird zum Spießrutenlaufen. Schmerzhaft und demütigend! Die erstaunten Blicke mancher bisheriger Bewunderer und das kurze Aufblitzen von Triumph brennen sich meiner Erinnerung genauso ein wie die glühende Hitze der Kohle an meinen Sohlen. Alle haben es geschafft, nur der geistheilfreundliche Chefarzt nicht!

Das Erlebnis ist nun Jahre her. Schmerzen und Brandblasen sind längst verschwunden. Das Scham- und Peinlichkeitsgefühl nicht, sobald ich mich an den Tag erinnere. Eine wichtige

Botschaft aber habe ich von den verbrannten Füßen erhalten: Man kann sich beim sogenannten Feuerlauf verbrennen! Und auch die GWUP-Leute müssen vorsichtig sein, dass sie keine überzogenen Versprechungen machen!

So habe ich mir eben gemäß normaler Alltagslogik an glühenden Kohlen die Füße verbrannt. So weit, so gut. Nur, warum haben die meisten auf dem identischen Glutteppich heile Fußsohlen behalten? Man kann sich verbrennen, und man kann sich auch nicht verbrennen! Diese banale Erkenntnis bringt den Analytiker in mir wieder etwas in Form, und er fragt sich, was wohl in den Folterkellern der Inquisition geschehen sein mag.

Es scheint ja historisch belegt zu sein, dass mindestens einige der armen Opfer von damals die Feuer-, Wasser- und Ölproben einigermaßen unversehrt überstanden haben. Wussten die Inquisitions- und Foltermonster mit ihren sadistischen Gottesurteilen vielleicht mehr über die Kraft des Geistes und der Psyche, über Autosuggestion, Energieflüsse oder halt Gottes Wirken als wir Heutige? Nutzten sie die (immerhin mögliche) Fähigkeit mancher Menschen, sich (vielleicht durch Selbsthypnose) von den physikalischen Wirkungen körperfeindlicher Temperaturen und Substanzen vorübergehend zu befreien, um ihre abstrusen Vorstellungen von Gottesgnadentum zu rechtfertigen?

Auf jeden Fall hatten sie, so das eigene Gewissen nicht rebellierte, ein einfacheres Leben mit der einen und einfachen Interpretation »Gottesurteil« und mit ihrem Vertrauen auf Gottes Gnade oder Gerechtigkeit. Mit einem – wie mir scheint – leicht spöttischen Lächeln winkt mir der alte Sokrates zu und erinnert mich:

»Ich weiß, dass ich nichts weiß!«

DER VERGESSENE KNÖCHEL

»Da muss was sein, muss doch was sein. Wird ja ganz heiß. Kann ja meine Hand nicht mehr wegnehmen. Was hast du mit Knöchel gehabt?«

Graziella ist ganz aufgeregt, als sie das sagt. Ihre Stimme ist sehr ernst geworden, was bei ihrem slawischen Akzent und der etwas eigenwilligen Wortstellung geradezu beschwörend klingt.

»Ich weiß nicht, was du meinst, was soll denn da sein?«

»Muss was sein, muss was sein! Narbe oder so. Hand wird ja sonst nicht so heiß!«

Graziella beharrt mit voller Überzeugung darauf, an meinem Knöchel sei etwas nicht in Ordnung.

Wie ist es dazu gekommen, dass sie sich mit meinem Knöchel beschäftigt? Ich habe sie vor ein paar Stunden auf dem Workshop eines brasilianischen Tieftrancemediums angetroffen. Auch Graziella versteht sich als Heilerin.

»Nach welcher Methode arbeitest du?«, frage ich sie sogleich. Das ist es, was mich immer zuerst interessiert. »Willst du Erfahrung machen?«

Wer könnte dem wohlwollenden Blitzen dieser Augen widerstehen? Diese Frau scheint von Natur aus Vertrauen zu erwecken. Und am Anfang steht für mich immer die Selbsterfahrung, wenn ich mehr über das Geistheilen wissen will. Da viele, die es ausüben, an der Zusammenarbeit mit einem Arzt interessiert sind, habe ich keine Probleme, mein persönliches Heiler-Casting zu veranstalten.

»Du könntest mich einmal von oben bis unten durchchecken und sehen, ob du was findest. Ausziehen werde ich mich aber nicht, nur die Schuhe.«

»Ooho, Herr Doktor hat Angst. Keine Sorge, ich tu dir nichts!«

In der nächsten Pause demonstriert sie in einem kleinen Zimmer neben dem Kursraum ihre Arbeitsweise an mir.

Und ich bin neugierig, was sie mit mir anstellen wird. »Durchchecken« bedeutet, dass sie ihre Händen in ein paar Zentimeter Entfernung über meinen ganzen Körper hinweggleiten lässt, von oben bis unten. Offenbar keine Auffälligkeiten, ich habe es doch gewusst. Stelle mich schon darauf ein, dass die Prozedur gleich vorbei sein wird, doch da erfolgt ihre klare Aussage, mit dem Knöchel könnte etwas ungut sein. Ob ich wirklich keine Beschwerden hätte.

Nein, ich habe da keine Beschwerden, aber das schon zuvor erwähnte Wort »Narbe« weckt bei mir zu meiner großen Überraschung eine Erinnerung:

Es muss vor etwa acht bis zehn Jahren gewesen sein. Ich arbeitete als Oberarzt am Unispital in Zürich. Nebenbei hatte ich noch Militärdienst zu leisten, als Sanitätsoffizier in einem komplett unterirdischen Spital mit modernster Technologie im OP. Die meisten meiner Kameraden – beim Militär hat man auch als Arzt keine Kollegen, sondern Kameraden – sangen dasselbe Klagelied:

»24 Stunden künstliches Licht, nur gefilterte Luft, ständiges Brummen der Lüftungsanlage, eine steinharte Matratze im Stockbett – das kann doch auf Dauer nicht gesund sein.«

Ich hielt immer dagegen.

»Was habt ihr nur? Wo sonst denken und planen andere für euch? Jeden Abend ist es überflüssig, an das Morgen zu denken! Glaubt ihr etwa, in meinem Job könntet ihr nach der Arbeit so gut entspannen und einschlafen?«

Allein, ich konnte nur die wenigsten überzeugen. Und der Kommandant gab sich geradezu rührend um unsere Gesundheit besorgt. Jedenfalls war er der Auffassung, körperliche Ertüchtigung in Sonne und frischer Luft sei für seine Offiziere gut. Gleichzeitig meinte er wohl auch, wir sollten auch über Tage das Gefühl für die Dunkelheit nicht verlieren. Auf jeden Fall verordnete er uns einen Nachtmarsch. Auf den letzten zwei Kilometern geschah es. Es war stockdunkel, und kurz vor Ende des Marsches geschah, was geschehen musste: Ich trat in ein tiefes Schlagloch. Ein hörbares Knacken, ein stechender Schmerz. Gerissene Bänder am linken Sprunggelenk, das wusste ich schon vor der offiziellen Diagnose tags darauf. Im Militärspital wimmelte es von Ärzten aller Fachrichtungen. Was ich nun an widersprüchlichen Ratschlägen verpasst bekam, ließ in kürzester Zeit meinen Kopf rauchen. Da konnte ich nur noch die Flucht ergreifen. So rief ich einen Kollegen aus der Chirurgie in meiner zivilen Arbeitsstelle an. Der flickte meine Bänder in kürzester Zeit mit bestem Resultat. So dachte ich jedenfalls.

Wie konnte ich das nur vergessen haben? Warum habe ich in den vergangenen Monaten keine Verbindung hergestellt, wenn ich beim Reiten, genauer beim Galoppieren, plötzlich eine Schwäche im linken Sprunggelenk spürte und einzuknicken drohte? Warum konnte ich den möglichen Zusammen-

hang nicht sehen, wenn ich seit Längerem wegen Schwäche im linken Fuß unwillkürlich nach links driftete?

Es war mir einfach nicht in den Sinn gekommen, dass eine alte Verletzung nach so vielen Jahren plötzlich Probleme machen könnte. Und da kommt diese Graziella wie zufällig daher und macht mir auf einen Schlag mögliche Zusammenhänge klar.

Ich habe mich natürlich gefragt, ob sie vielleicht die Narbe gesehen haben könnte, obwohl eine solche praktisch nicht sichtbar ist. Nicht möglich, denn ich hatte ja meine Socken anbehalten. Auf jeden Fall bleibt sie jetzt mit ihren Händen am Knöchel, und ich verspüre eine ungewöhnliche Wärme, fast würde ich es Hitze nennen. Am folgenden Tag gibt es nochmals eine Behandlung beziehungsweise ein Hand-Hinhalten, und da ist sie erneut zu verspüren, diese wundersame Wärme.

Kurz und gut, die Behandlung scheint zu wirken. Auf jeden Fall sind die seltsamen Schwächemomente im linken Sprunggelenk wie weggeblasen. Ich beginne besondere Fähigkeiten bei Graziella für möglich zu halten. Mein Casting kann als Erfolg verbucht werden! Also folgt – zunächst vorsichtig Schritt für Schritt – eine Zusammenarbeit mit dieser Heilerin. Zunehmend überzeugen mich ihre Behandlungsresultate. Es ergibt sich schließlich eine jahrelange, intensive Kooperation. Sie ist oft in Basel, um hilfesuchende Menschen zu behandeln, denen ich die Behandlung durch sie empfohlen habe.

Irgendwann halte ich in Zürich wieder einmal einen Vortrag. Danach sitzt man im Restaurant noch etwas zusammen. Ein netter Herr, um einiges älter als ich, sitzt neben mir. Er ist sehr interessiert an meinen Heilexperimenten, und bevor man wieder auseinandergeht, sagt er noch beiläufig: »Ich habe mir überlegt, ich könnte Sie mit einer Spende unterstützen. Dann können Sie die Heilerin ordentlich bezahlen.«

Höre ich recht? Also, diese Heilerei hat wirklich mit Wundern zu tun!

Es ist kein leeres Versprechen. Die schriftliche Bestätigung folgt umgehend. Doch mit dem uneigennützig gespendeten Geld Graziella auch anzustellen erweist sich als schwierig. Allerlei Regeln und Hürden werden aufgebaut, um die von bestimmten Stellen nicht gerade gern gesehene Beschäftigung einer Geistheilerin in einer staatlichen Klinik zu unterbinden. Dank meiner Hartnäckigkeit und Graziellas Durchhaltevermögen ist es schließlich doch geschafft. Für viele Menschen ist ebendiese Kombination von Schulmedizin und Geistigem Heilen attraktiv. Graziella hat sich über fehlende Arbeit nie zu beklagen.

Am Anfang unserer Zusammenarbeit erzählt mir Graziella von verschiedenen Heilritualen, bei denen das Beten und Danken nicht fehlen dürften. Oft habe sie dabei Kontakte mit der geistigen Welt, die gemäß ihrer Auskunft aus einer Gedankenwelt besteht.

Einmal hatte sie die Vision einer weiblichen Gestalt in einem weißen Kleid. Es muss keine noch lebende Person gewesen sein, denn, so Graziella, die Frau sei schon als Kind von sechs Jahren ertrunken. Von ihr erhält Graziella den Rat, in der Nähe von Basel eine Mariengrotte und Marienkirche zu besuchen. Mir ist sofort klar, was gemeint ist. Unweit gibt es dort einen Wallfahrtsort mit einem Kloster und einer Grotte, wo Maria der Legende nach einst ein vom Felsenrand in die Tiefe fallendes Kind gerettet hat. Der Ort wird deshalb Mariastein genannt. Die Wände des Grotteneingangs sind vorn mit unzähligen Votivtafeln bedeckt, mit dem Dank von Geheilten und Geretteten aus aller Herren Länder. Jedes Wochenende ist die kleine Kapelle mit Betenden und Bittenden randvoll. Und auch die Gottesdienste in der dazugehörigen Klosterkirche sind gut besucht. Am Vorabend unseres ersten Besuches in Mariastein behandelt Graziella eine schwer krebskranke Frau. Danach eröffnet sie mir:

»Plötzlich habe ich meine Hände ganz in blauem Licht gesehen.«

Am folgenden Tag besuchen wir gemeinsam die Felsengrotte. In ihr steht eine Marienstatue, die zu jedem kirchlichen Fest andersfarbig bekleidet wird. Graziella betet und gerät offenbar wieder in tiefe Versenkung. Auf jeden Fall hat sie eine Vision der Maria:

»Blaues Licht, blaue Hand. Das ist ihr Licht, ihre Hand, hat die Maria mir gesagt.«

Als einem Menschen, der von Kindesbeinen an im protestantischen Geist erzogen wurde, ist mir die äußere Erscheinung der Maria naturgemäß etwas fremd. Um Graziellas Vision besser zu verstehen, beginne ich Mariendarstellungen verschiedenster Art zu studieren. Da fällt mir natürlich auf, dass Maria in der Regel in einen blauen Mantel gehüllt ist. Meine Neugierde ist geweckt, und ich beschäftige mich dazu noch mit der Ikonografie anderer Religionen. Da wird mein Erstaunen noch größer. Auch »Medizinbuddhas« werden mit einer blauen Aura dargestellt!

Hat Graziella blaues Licht gesehen, weil sie in ihrem Leben schon vor Hunderten von Marien im blauen Mantel gestanden hat? Oder ist blaues Licht eben besonders machtvoll und heilend? Nun, im Physikunterricht haben wir alle das blaue Licht als sehr kurzwellig und besonders energiereich kennengelernt. Tatsächlich wird es heute, neben Ultraviolett, auch in der Schulmedizin eingesetzt, beispielsweise bei Hauterkrankungen. Und Licht mit einem hohen Blauanteil, so heißt es in einem Teil der Fachliteratur, soll sich positiv auf einen gestörten Tag-Nacht-Rhythmus auswirken. Deshalb setzt man es in manchen Alters- und Pflegeheimen ein, um die biologische Uhr der Bewohner wieder in Takt zu bringen.

Graziella ist eine starke Persönlichkeit. Nicht immer fällt es ihr leicht, sich in die bürokratischen Zwänge einer staatlichen Institution einzufügen. Doch sie wird durch den Dank und die Liebe der von ihr behandelten Patienten immer wieder reichlich entschädigt. Unsere Zusammenarbeit beschränkt sich jedoch nicht auf die Institution. Wir erhalten auch gemeinsame Einladungen für Vorträge und Tagungen. Was die darauf folgenden Reaktionen aus der Kollegenschaft betraf, so habe ich mitunter – ich möchte fast sagen – meine eigenen blauen Wunder erlebt. Allerdings gab es auch Ausnahmen!

BIST AUCH DU EIN HEILER?

Pfingsttagung der Österreichischen Gesellschaft für Ärztliche und Zahnärztliche Hypnose. Das Interessante für mich ist, dass die Tagungsthemen hier keineswegs auf Hypnosetherapie beschränkt werden. Man bemüht sich auch um eine Erweiterung des Horizonts der Teilnehmer in Richtung alternativmedizinische Aspekte!

Aktuell soll die anwesende Fachwelt einen unmittelbaren Eindruck von Graziellas Heilarbeit erhalten. Das gewünschte Thema ist alternative Allergietherapie, denn nicht wenige der Teilnehmer leiden an Allergien, mit einem breiten Spektrum an Auslösern. Es ist ja allgemein bekannt, dass gerade die Mitarbeiterinnen und Mitarbeiter in ärztlichen und zahnärztlichen Berufen häufig mit Allergien zu kämpfen haben, aus welchem Grunde auch immer.

Es sind hier Allergien nicht nur gegen Gräser und Pollen, diverse Nahrungsmittel und Tierhaare, sondern beispielsweise auch gegen Latexhandschuhe zu verzeichnen. Ungefähr ein Drittel der Tagungsteilnehmer hat sich für Graziellas Workshop angemeldet. Ich frage mich: Wird Graziella jetzt ein Schauheilen veranstalten? Wird sie eine betroffene Person nach der anderen im Beisein aller Tagungsteilnehmer behandeln?

Dabei hätte doch gerade ich Graziellas Kreativität besser kennen sollen. Und sie lässt sich auch von so viel versammelter Fachkompetenz nicht beeindrucken. Ihre Anweisungen sind glasklar und strukturiert wie immer und schaffen sofort Ordnung. Als Erstes alle Stühle schön in gerader Linie aufstellen!

»Auf jeden Stuhl genau eine Person!«

Wenn sie so anfängt, wird es wohl auch nicht an Sprachwitz fehlen.

»Sitzt ihr bequem? Und niemand auf zwei Stühlen? Ordnung muss sein!«

Graziella hat die Gabe, locker und spaßig zu werden, ohne dass die Leute sich verschaukelt fühlen. Sie legen eine erstaunliche Disziplin an den Tag.

»Guut, guut! Jetzt die Heiler! Heilerinnen noch besser! Schön hinter die Stühle stellen. Jede Person mit Allergie bekommt einen Heiler! Und bitte, schön hinter Patient stehen!«

Und, mit einer einladenden Geste:

»Jemand darf bei mir Platz nehmen. Dann kann ich gut zeigen, wie alles so schön einfach geht!« Nachdem sich jemand bereit erklärt und Platz genommen hat, wendet sie sich wieder an alle:

»Ich weiß, ihr seid alle Doktor und Professor. Den Kopf müsst ihr aber jetzt nicht anstrengen! Nur genau das machen, was ich mache!«

Diese Töne kenne ich natürlich. Graziella ist überzeugt von dem, was sie macht. Gleichzeitig respektiert aber sie die Medizin: Keine Einmischung in die Aufgaben der Ärzte und Therapeuten, keine Diagnosen, keine Prognosen und keine Versprechungen: Das ist ihre Devise.

»Doch zuerst bitten wir die geistige Welt um Hilfe.«

Sie beginnt immer mit einem Gebet. Dann folgt die eigentliche Behandlung. Der genaue Verlauf ist mir nicht mehr in allen Einzelheiten in Erinnerung. Auf jeden Fall geht eine Hand zuerst zum Bauch, wohl zum Solarplexus. Punkte an einem bestimmten Finger oder an mehr als einem Finger werden gedrückt. Graziella erzeugt eine aufgeräumte Stimmung. Dabei ist es erstaunlich still, die Leute sind hoch konzentriert. Der ganze Heilungsvorgang dauert kaum mehr als eine halbe Stunde.

»Gut, dann können wir ja Probe machen. Wer aber eine möglicherweise gefährliche Allergie hat, macht nur mit, wenn er Medikamente bei sich hat. So können wir sehen, bei wem schon etwas passiert ist oder auch nicht.«

Stille und Konzentration weichen im Nu einem lärmigen Durcheinander. Wer nicht eine heftige Reaktion oder gar einen allergischen Schock befürchten muss, möchte sofort die Heilwirkung testen. Die Küche des Hotels ist Hauptbezugsquelle für Käse, allerlei Gemüse und weitere potenzielle Allergieauslöser aus dem Lebensmittelbereich. Wer dort nicht fündig wird, entwickelt andere Ideen, wie er das, was er sonst so strikt meidet, organisieren kann. Mindestens ein Hund stellt Haare zur Verfügung. An Gräsern und Zweigen besteht eh kein Mangel. Sogar Latexhandschuhe tauchen auf!

Mit Neugierde, aber auch mit Respekt und Vorsicht tasten die Betroffenen sich an die Objekte heran, die für sie der Inbegriff von Qual und reduzierter Lebensqualität sind. Das Erstaunen kommt schnell und wird immer größer, je weiter die Tests voranschreiten. Kaum brennende und tränende Augen! So gut wie keine triefende Nasen! Nur vereinzelt Husten und Keuchen der Asthmatiker! Und wo bleibt das typische Brennen auf der Haut bei den Neurodermitikern? Die sensationell anmutenden Resultate.

Der Stimmungszeiger steht auf »Sensation!« – nur eine kleine Minderheit der Allergiker kann gar keine Besserung feststellen. Einige berichten über deutliche Abschwächung der Symptome, aber bei der Mehrheit bleiben die gewohnten Allergiesymptome gänzlich aus. Das ermutigt ängstlichere Betroffene, sich ebenfalls ihre Allergene zu beschaffen.

Ich wusste bereits um eindrucksvolle Resultate bei Allergiebehandlungen durch Horst Krohne, bei dem Graziella gelernt hat. Und gerade bei Patienten, die von der Schulmedizin für »austherapiert« erklärt worden waren. Was sich hier aber unter meinen Augen abspielt, löst auch bei mir Erstaunen und 100 Fragen aus. Was ist soeben geschehen? Ist es ein durch die große Anzahl der Leute verstärktes Placebo? Hat der Gruppendruck die Leute dazu gebracht, ihre üblichen Symptome zu dissimulieren, also zu überspielen und zu verdrängen? Ist es gar eine psychosomatische Selbstheilung im Kollektiv? Hat Graziella, im technisch-psychologischen Sinne, schlicht eine Massenhysterie ausgelöst? Solche »Massenheilungen« sind ja bekannt. Wir kennen die religiösen Veranstaltungen, wo die Menschen reihenweise in eine Art Trance verfallen und erstaunliche Heilungen vorkommen sollen. Ich erinnere mich an filmisch dokumentierte Evangelisationen, wo Rollstühle verlassen und Krücken weggeworfen werden. Würde wunderbar passen, so ein Pfingstwunder an der Pfingsttagung! Aber hier in Puchberg am Schneeberg sind doch keine Apostel versammelt – weder im biblischen noch im metaphorischen Sinne.

In der psychologischen Fachwelt begnügt man sich meist mit dem Hinweis auf eine »Massenhysterie«. Es zeugt indessen von einer gewissen Voreingenommenheit, dass man sich noch keinen positiveren Begriff zurechtgelegt hat. Es geht ja nicht darum, dass Leute krank werden, sondern dass sie möglicherweise gesunden. Fast scheint es so, als wolle man sich schlicht weigern, die möglichen heilsamen Effekte eines vorderhand als »Hysterie« deklarierten Phänomens überhaupt in Rechnung zu stellen. Heilwirkungen kommen sehr wohl vor – davon bin ich fest überzeugt. Ich sehe sie allerdings weit seltener als jene Menschen, die sie herbeisehnen, die sie – manchmal um jeden Preis – glauben möchten. Deshalb irritiert mich die ungewöhnlich hohe Erfolgsquote hier und heute auch etwas. Doch von der Hand weisen kann ich sie nicht. Die Tests beobachte ich sehr sorgfältig. Und es handelt sich hier nicht um eine Esoterikmesse, sondern um eine Fachtagung des ärztlichen Berufsstands!

Am meisten aber irritiert mich die Tatsache, dass hier nur eine veritable Laienschar als »Geistheiler« tätig war. Meine ganze schöne Hypothese, eine besondere Begabung sei dafür nötig, scheint über den Haufen geworfen.

Eine wichtige Frage wenigstens konnte schließlich mit Sicherheit beantwortet werden: Waren diese Erfolge auch nachhaltig?

Die Rückmeldung erhalte ich ein Jahr später bei der nächsten Tagung: Der größte Teil der Allergien ist demnach innerhalb von sechs bis zehn Monaten zurückgekehrt. Gerne hätte ich auch da eine Theorie zur Hand. Haben die Behandelten selbst zu wenig für eine bleibende Besserung getan? Doch was hätte ich ihnen empfehlen können? Sich etwa wieder mit Antihistaminen und Cortison behandeln zu lassen? Eigenbluttherapie? Psychotherapie? Beten? Am ehesten wohl zuerst eine Wiederholung der doch für längere Zeit erfolgreichen Behandlung. Bekanntlich spielen bei Allergien viele Faktoren eine Rolle.

Die Wiederkehr der Symptome schwächt einerseits die Bedeutung eines Heilerfolgs, andererseits hebt sie sie aber auch nicht ganz auf. Wenn jemand durch eine kurze Behandlung von einer halben Stunde für Monate von seiner Allergie befreit ist und so lange keine Medikamente nehmen muss, lohnt es sich dann nicht etwa, einen solchen Heilungsversuch zu unternehmen? Und selbst wenn sich der Erfolg bei wiederholter Behandlung nicht erneut einstellen würde, wäre der vergebliche Aufwand klein.

Es gäbe da sehr viel zu erforschen. Allein in der Schule für Geistheilung von Krohne stünde sicherlich genügend Material für empirische Untersuchungen zur Verfügung. Es wäre zu wünschen, dass die Schulmedizin ihre Berührungsängste verliert und man sich dort endlich aus der Deckung wagt! Auch die Kassen hätten eigentlich ein gut begründetes Interesse an einer seriösen Evaluation, nach den Regeln guter wissenschaftlicher Forschung. Schon aus Kostengründen.

So aber bleiben die Betroffenen auf sich selbst angewiesen. Sie kämpfen sich nach der Methode »Versuch und Irrtum« durch das schillernde Angebot der alternativen Heilerszene. Dafür werden sie oft noch verlacht. Doch was sollen sie machen, wenn die Schulmedizin alle ihre Mittel ausgeschöpft hat und, obwohl sie mit ihrem eigenen Latein am Ende ist, die Heiler durchweg als Illusionisten oder gar Betrüger brandmarkt? Dies offenbart nicht nur ihre eigene uneingestandene Hilflosigkeit, sondern auch die unsere. Schließlich liegt es an den Menschen selbst, welcher Instanz sie die alleinige Berechtigung zusprechen, darüber zu entscheiden, was »wahr« ist und was »Illusion«. Und ob es überhaupt nötig und ratsam ist, diese Entscheidung einer Instanz zuzuweisen.

LICHT ESSEN?

»Arzt ist in der Nähe und wird geholt, bevor du zusammenklappst!«

Graziellas Deutsch ist so drollig wie immer, aber ihre Stimme ungewöhnlich ernst, ja mahnend. Mein neuester Selbstversuch nennt sich »Lichtnahrungsprozess«: 21 Tage ohne Essen, die erste Woche auch noch ohne zu trinken. Graziella ist metaphysischen Erfahrungen gegenüber alles andere als abgeneigt. In diesem Fall ist sie aber doch intensiv mit sich selbst zurate gegangen, bis sie sich bereit erklärte, mich dabei zu begleiten. Für dieses Wagnis hat sie ein Lob verdient:

»Das ist klug von dir und gibt mir Sicherheit!«

Klärungsbedarf besteht aber noch von ganz anderer Seite her:

»He, Papa, in der Schule haben wir gelernt, dass man nach drei Tagen ohne Flüssigkeit stirbt. Und du willst sieben Tage lang nichts trinken ...?«

In ihrer tiefen Skepsis sind sich meine vier Kinder absolut einig, entgegen aller Regel, denn es findet sich sonst immer eines, das den alleinerziehenden Papa verteidigt, während ihm die anderen Paroli bieten.

»Ich kenne diese Meinung«, entgegne ich mit gespielter Souveränität, habe ich mich doch auf diesen Angriff vorbereitet. Ich wäre ja dumm, wenn ich annähme, ausgerechnet meine eigenen Kinder würden mein Vorhaben gutheißen. Der Apfel fällt zwar nicht weit vom Stamm. Aber auf welchen Boden er fällt, ist nicht Sache des Baumes. Da kommt es, wie ich aus der Familienberatung weiß, nicht nur bei uns manchmal zu verständnislosem Kopfschütteln gegenüber den Fixierungen des »Alten«. Und wenn der Papa dazu noch ständig »esoterisch abdriftet« ...! Aber, wie gesagt, ich bin vorbereitet:

»Ich habe immerhin schon ein halbes Dutzend Menschen interviewt, die den Prozess ohne Schaden durchgemacht haben, wie ich als Arzt vorurteilsfrei sagen darf. Also kann ich den Versuch schon wagen!«

Sie schauen mich groß an und wissen, dass sie mich nicht davon abbringen können. Immerhin, sie haben es versucht. Die emotionale Fürsorge füreinander funktioniert.

Ende 1997 fiel mir das Buch *Lichtnahrung* der inzwischen weltweit bekannten – wahlweise: berüchtigten – Australierin Ellen Greve, alias Jasmuheen, in die Hände. Sie behauptet, man könne durch einen 21 Tage dauernden Prozess, mit sieben Tagen ohne Essen und Trinken und 14 Tagen nur mit Trinken, seine Ernährung so umstellen, dass man danach nur noch kalorienfreie Flüssigkeit benötige. Eine Aussage, die dem normalen Menschen als zu absurd erscheint, um sie irgendwie ernst zu nehmen. Nun, ich bin in dieser Hinsicht sicherlich kein normaler Mensch. Meine Faszination für den Schweizer Nationalheiligen Niklaus von Flüe und andere fastende Heilige reicht bis in meine Jugendjahre zurück. Das Interesse ist durch den Buchtitel blitzschnell aktiviert. Nachdem ich das Werk übers Wochenende gelesen habe, gebe ich meiner Sekretärin einen Rechercheauftrag:

»Diese Australierin kommt bestimmt irgendwann nach Europa. Bitte finde heraus, wann und wo!«

Nach weniger als einer Stunde erhalte ich die Antwort:

»Sie ist nächstes Wochenende in der Schweiz und gibt ein Seminar …«

Echte Fügung? Auffällige Koinzidenz? Reiner Zufall? Der Möglichkeiten sind viele – mehr, als ein gläubiger Mensch sich träumen lassen mag. Ungerührt fährt meine Mitarbeiterin fort:

»Aber der Kurs ist schon belegt. Es gibt eine Warteliste.«

Na gut, das scheint doch ein überwindbares Hindernis zu sein. Also rauf auf die Warteliste – und siehe da, schon zwei Tage später habe ich meinen Platz im Kurs. Was ist mir wichtig? Erstens, diese Frau persönlich kennenzulernen: Schließlich könnte sie ja eine postmoderne Ausgabe der Resl von Konnersreuth (1898–1962) sein, die ganze 36 Jahre nichts gegessen haben soll. Die bayerische Resl ist auch heute noch eine hochverehrte Person in der katholischen Volksfrömmigkeit, und wenn ihr auch kein Papst die Aufwartung machte, so doch der große Yogananda, immerhin ein Jahrhundertheiliger der globalen spirituellen Ökumene. Zweitens, und für den Forscher in mir von besonderem Interesse: Ich dürfte auf dem Kurs Gelegenheit erhalten, wenigstens ein paar erfolgreiche Probanden des »Einundzwanzig-Tage-Prozesses« zu finden und sie hinsichtlich ihrer Erfahrungen zu befragen.

Die Jasmuheen, die ich antreffe, passt voll und ganz in den mir vertrauten Rahmen ihrer Berufskolleginnen und -kollegen im schillernden Gewerbe der Heiler und Hellsichtigen. Ganz klar, auch sie wird mit Sicherheit von klugen Psychiaterkollegen mit der Ferndiagnose »Psychose« oder »Schizophrenie« belegt werden, spätestens sobald sie von ihren geistigen Kontakten mit »aufgestiegenen Meistern« erfahren. Jashmuheens Postulate kommen im Übrigen provozierend simpel daher. Auf die Frage, wer den »Lichtnahrungsprozess« machen könne, antwortet sie:

»Wenn dein Herz singt und diese Erfahrung machen möchte, ist sie für dich! Wenn dein Herz nicht singt, lass es bleiben!«

Unverantwortlich! Macht sie es sich nicht allzu leicht mit dieser Antwort? Doch was könnte sie sonst antworten? Was hätte es für einen Sinn, wenn sie allerhand psychologische oder ernährungsphysiologische Weisheiten von sich gäbe?

Immerhin ein halbes Dutzend Leute kann ich während der Seminarpausen bezüglich ihrer Erfahrungen ausquetschen. Darunter ist auch ein Unternehmer etwa in meinem Alter. Es ist mir wichtig, Leute befragen zu können, die erfolgreich im Alltagsleben stehen und sich damit über eine funktionierende praktische Vernunft ausweisen. Meine Schlussfolgerung ist klar und eindeutig: Mit der sorgfältigen Begleitung und Beobachtung durch Graziella hält sich das Risiko in vertretbaren Grenzen.

Meine Vorbereitung auf die 21 Tage allerdings ist, sowohl aus Sicht des »gesunden Menschenverstands« als auch im Hinblick auf Jasmuheens Empfehlungen, eher unorthodox zu nennen. Die Protagonistin empfiehlt, zunächst auf vegetarische, dann vegane Ernährung umzustellen und schließlich nur noch pflanzliche Rohkost zu sich zu nehmen, bevor man einsteigt. Ich hingegen habe am Vorabend noch eine Einladung zu einem sehr schmackhaften Fleischmenü, dem ich beim besten Willen nicht widerstehen kann. Anderntags geht es früh aus den Federn. In einem abgelegenen Dorf in Hessen, unweit von ihrem eigenen Wohnort, hat Graziella für mich eine Ferienwohnung gemietet. Die ist ganz hübsch. Wir können sie aber noch etwas netter machen. Ein Back-up von Gemütlichkeit und Wohlfühlatmosphäre wird ja nicht schaden. Es kann losgehen!

In diversen Erfahrungsberichten habe ich gelesen, man werde sich im Verlaufe der ersten Woche auch ohne jedwede Flüssigkeit zunehmend schlapp und müde fühlen. Vielleicht brauche man auch Hilfe beim Gehen, sogar beim Stehen. Sofern dies überhaupt noch möglich sei. Also richte ich mich darauf ein, die mich überkommende Schlappheit sorgfältig zu beobachten. Und alles zu notieren, was mir auffällt. Schließlich handelt es sich um ein ernsthaftes Experiment und nicht um einen unkritischen Versuch akzelerierter Erleuchtung, wobei das Sammeln von Daten nicht angesagt wäre, weil im Nirwana kein Interesse daran besteht. Aus vorauseilender Vorsicht beginne ich, mich langsamer zu bewegen. Ich antizipiere, dass ich schwerer atme als üblich. Und bin schon fast überzeugt, die Schlappheit nehme täglich zu. Graziella besucht mich täglich, und etwa in der Mitte der ersten Woche höre ich mich plötzlich zu ihr sagen:

»Blödsinn! Von Schlappheit und Müdigkeit keine Spur. Ich fühle mich topfit. Ich schlafe tief und gut.«

»Schön, und wie lange schläfst du?«

»So zwei bis drei Stunden.«

Warum quittiert Graziella diese Aussage mit Gelächter? Was gibt es da zu lachen?

Ich lasse mich aber nicht irritieren und fahre fort:

»Dann tanze ich splitternackt in meiner Wohnung, ein bis zwei Stunden lang. Es ist eine Ekstase!«

Noch mehr Gelächter!

Es ist überhaupt nicht lustig! Sie scheint mich auszulachen! Doch wenn jemand verrückt ist, dann doch wohl eher sie! Die Schamanin! Muss sie mich denn immer wieder wütend machen?

Doch zum Streiten ist jetzt nicht der Zeitpunkt.

»Und danach mache ich Pläne für die Psychiatrie-Reorganisation. Ich bin dabei noch nie so kreativ gewesen!«

Graziella erspürt die heikle Atmosphäre, und klugerweise schweigt sie sich aus. Stattdessen gehen wir auf unseren täglichen, meist stundenlangen Marsch in sibirischer Januarkälte von bis zu minus 20 Grad. Von wegen Schwierigkeiten beim Stehen und Gehen! Nicht einmal richtig müde werde ich. Nur frieren tue ich zunehmend. Ein paar Tage später will Graziella »Rat einholen«. Mit anderen Worten, sie macht eine schamanische Reise. Sie geht also in Trance. Schamanen, so habe ich gelernt, reisen in die Ober- und Unterwelt oder einfach in die Anderswelt, die vermutlich dazwischenliegt. In diesen 21 Tagen scheint Graziella durchweg in die Oberwelt zu reisen. Dort trifft sie nämlich jeweils Christus, den sie dann um Rat fragt:

»Was kann der Jakob tun, damit er weniger friert auf den Wanderungen?«

Die Antwort ist, wie immer, sehr im Stil der Graziella. Eigentlich verständlich: Es ist ja schließlich auch nicht der Christus vom Papst, sondern der Christus von Graziella, der solche Antworten gibt:

»Wo Speck fehlt, müssen Kleider her. Wenn der Jakob friert, soll er sich wärmer anziehen!«

Natürlich! So einfach ist das. Was habe ich denn erwartet? Da ich mich kräftig genug fühle, unternehmen wir auch einen Ausflug ins nahe Wetzlar, wo Graziella einiges besorgen muss. Seltsam, ich habe gar kein Hunger- und kaum Durstgefühl, obwohl schon vier – oder sind es doch schon fünf? – Tage ohne Flüssigkeit vergangen sind. Ich spaziere an den Schaufenstern von Bäckern, Metzgern und eines Feinkostgeschäfts vorbei, aber es »zieht« mich überhaupt nicht an. Nur als ich einer Auslage schönster, reifer Orangen gegenüberstehe, möchte ich schon zugreifen, weil sich jetzt doch das Durstgefühl meldet. Indessen, es ist schnell wieder vorbei.

Da ich mich so fit fühle und außer dem trockenen Mund keinerlei Beschwerden habe, komme ich auf die Idee, die Phase ohne Flüssigkeit sogar noch zu verlängern. Das passt Graziella nun überhaupt nicht in den Kram. Um mich auf den Boden meiner Möglichkeiten herunterzuholen, fragt sie ihren Christus auf einer weiteren Jenseitsreise um seine Meinung. Als sie aus der Trance zurückkehrt, bringt sie einen lakonischen Kommentar mit:

»Er wird trinken, basta!«

Graziella macht nun häufig schamanische Reisen, um mich angemessen zu coachen. Und sie greift auf kleine Tricks zurück, die meine eigene Zunft hochtrabend als *environmental conditioning* deklarieren würde. Ihrer nicht ganz unberechtigten Vermutung nach füge ich mich wohl eher, wenn eine geistige Autorität im Hintergrund Sitz und Stimme hat. In meinem Wohnzimmer hat sie eine große, von ihr selbst in Mariastein erworbene Marienstatue platziert. Ich bin zwar höchstens ein halber Wahlkatholik mit protestantischem Geburtsschein. Dennoch, so vermutlich das Kalkül meines Coachs, wirkt die gesammelte Präsenz gleich zweier Himmelsgestalten – die eine mich mit stummem Blick unverwandt ins Auge fassend, die andere aus Graziellas Mund in superklaren Anweisungen redend – auf mich Appenzeller Sturkopf doch mildernd ein …

In ihrer nächsten großen Trancereise visualisiert Graziella mich als Junge in einer Wüste, im Kreis anderer Menschen mit einem leeren Essgeschirr. Dann sieht sie sich selbst immer älter werden und schließlich sterben. Nein, das sei kein böses Omen in Bezug auf mein Experiment, ist sie überzeugt. Vielmehr könnte es eine Episode aus einem gemeinsamen früheren Leben sein. Mich allerdings beschäftigt zunehmend, warum ich nach vier Tagen ohne Essen und Trinken körperlich und seelisch immer noch so gut drauf bin und nur an meinem ausgetrockneten Mund leide. Ganz im Gegensatz zu den Erfahrungsberichten aller anderen, die dieses Experiment durchlaufen und beschrieben haben. Hat es mit Graziellas häufigen energetischen Behandlungen zu tun? Energetische Behandlung heißt: Graziella legt ihre kräftigen, meist sehr warmen Hände bei mir dorthin, wo sie zu spüren glaubt, dass ich es nötig hätte. Meistens erwärmt sich dann auch die entsprechende Körperstelle.

Das ekstatische Glücksgefühl beim frühmorgendlichen Tanzen kommt zuverlässig. Die Leichtigkeit nimmt weiter zu – innerlich und äußerlich. Das muss auch dem beachtlichen Gewichtsverlust gedankt sein, der eingetreten ist. Ob schlichte Fettverbrennung oder tatsächlich Lichtenergie: Mir soll es recht sein.

Frühmorgens am fünften Tag habe ich erstmals keine Lust zum Tanzen. Und das dazugehörige Jodeln und Jauchzen muss ich nach wenigen Versuchen auch aufgeben, mein Kehlkopf bringt keine wohltönenden Laute hervor. Beim Zähneputzen bemerke ich weiße Punkte und Flecken auf der Zunge und an der Wangenschleimhaut. O Schreck!

Habe ich Soor, diese Pilzerkrankung, die bei geschwächtem Organismus auftritt?

Glücklicherweise kann ich mich bald wieder beruhigen. Mein medizinischer Sachverstand sagt mir, das sind ganz klar abgestorbene und abgestoßene Zellen im Mundbereich. Ist doch gut, wenn die Schleimhaut sich regeneriert. Und außerdem, das Ende meiner »Trockenzeit« naht! Da bereitet mir Graziella ein Bad vor mit allerlei wohlriechenden Essenzen. Sogar Honig ist da drin. Herrlich! Aber darf ich überhaupt baden? Dieses Detail habe ich nicht abgeklärt. Es wird aber wohl kein bedeutsamer Unterschied zum Duschen sein, nicht wahr. Oder doch? Wie viel Flüssigkeit kann der Körper beim Baden durch die Haut aufnehmen? Ist das überhaupt wichtig? Baden tut mir auf jeden Fall gut! Nur die Dürre im Mund ist langsam, aber sicher quälend.

Heute wandere ich allein. Sehr lange und sehr weit. Verirre mich ein bisschen. Plötzlich stehe ich vor einem uralten Apfelbaum, der über und über mit Misteln bedeckt ist, die jetzt im Winter reife Beeren tragen.

Komme ich da hinauf? Wie erreiche ich den untersten Ast?

Der erste Versuch geht daneben. Ich habe die Morschheit des dicken Astes unterschätzt, an dem ich mich hochhieven wollte. Glücklicherweise sind die Zehenspitzen noch auf dem Boden, als es kracht. Die Selbstgefährdung hielt sich in Grenzen. Doch wie jetzt hochkommen? Angesichts jahrelanger Beschäftigung mit der Anthroposophie und des daraus gewonnenen Wissens um die geheimnisvollen Mistelbeeren, die sogar gegen Krebs helfen sollen, kann ich einen so prachtvollen Mistelbaum doch nicht einfach links liegen lassen! Nach einer halben Stunde und allerlei Tricks mit Sammeln und Stapeln von allem verfügbaren Bruchholz in der Nähe habe ich es geschafft. Ich bin oben! Das Fruchtfleisch der Mistelbeeren ist ... so schleimig wie mein ausgetrockneter Mund. Trotzdem unglaublich wohltuend, diesen Brei zu kauen. Nur, sobald sie wieder ausgespuckt sind, kommt das quälende Gefühl der trockenen Schleimhäute wieder zurück. Also, da heißt es, einen rechten Vorrat von Mistelzweigen mitnehmen.

Auch am folgenden Tag bin ich am Mistelbaum, dieses Mal zusammen mit Graziella. Sobald ich Anstalten mache, wieder hinaufzuklettern, schimpft sie los:

»Du, in deinem Zustand! Wie soll ich dich auflesen, wenn du alle Knochen brichst?«

Aber ich lasse mich nicht von meiner Absicht abbringen. In großer Besorgnis geht Graziella gleich ihren Christus um Rat fragen. Die lapidare Antwort des Gottessohns bestärkt mich allerdings nur noch:

»Lass ihn machen! Ist seine eigene Verantwortung.«

Immerhin, meine Aufpasserin ist sichtlich erleichtert. Umso mehr, als dass auch das zweite Baumabenteuer gut geht.

Graziella hat sich bisher wirklich rührend um mein Wohlergehen gekümmert, sich sozusagen rundum für mich verantwortlich gefühlt. Und ich habe das deutliche Gefühl, dass ihre Maßnahmen, auch wenn man sie für ein wenig eigenartig halten mag, mit dafür verantwortlich sein könnten, dass ich mich in Sachen Lichtnahrungsprozess unter der Hand zum Outperformer mausere. Wer hätte das gedacht! Bei der Vorbereitung!

Quasi als kleine Anerkennung ihrer Verdienste bemühe ich mich denn auch darum, möglichst entspannt zu reagieren, als sie mir bei meiner Lieblingsidee dazwischenfunken will. Ja, ich liebäugele immer noch damit, auch nach sieben Tagen nicht mit dem Trinken anzufangen.

Natürlich nur, wenn es mir gut geht.

Das ist überhaupt nicht im Sinne meiner Chefin. Aber, wie gesagt, ich will jetzt mal schön brav sein. Sie hat es eigentlich nicht verdient, dass ich immer so renitent bin. Ist es nicht irgendwie verständlich, dass sie jetzt wieder an höchster Stelle nachfragt? Die Antwort ist wieder mal von bestechender Klarheit:

»Er wird trinken!«

Aber er habe dabei strenger geschaut, der Jesus. Auch Graziella schaut mir jetzt mahnend ins Gesicht. Ich aber lasse nicht locker.

»Frag ihn, warum«, trage ich ihr auf, mit schlecht verhehlter Verwunderung darüber, dass mittlerweile kaum noch lange schamanische Reisen erforderlich sind, um ein so hohes Wesen in einen ganz normalen Dialog zu verwickeln. Wiederum kommt die Antwort prompt:

»Kein Warum. Er wird trinken. Jakob ist nicht Bruder Klaus. Wird ja auch bald gern ein Glas Wein trinken.«

Ich bin verdutzt. »Bruder Klaus« nennen gläubige Schweizer ihren Nationalheiligen, wenn sie unter sich sind. Woher hat Graziella diese Namensform für Nikolaus von Flüe? Nun, sie verkehrt ja schon seit einiger Zeit in der Schweiz. Und da wird ihr Christus wohl immer auch mit dabei sein.

Dass die geistige Welt bei einer Hungerkur in Deutschland, die nach den Anweisungen einer australischen New-Age-Prophetin stattfindet, extra den Schweizer Nationalheiligen bemüht, um einen Appenzeller Bauernschädel zur Vernunft zu bringen, beeindruckt mich schon ein wenig. Und Graziella legt noch nach. Sie hat auch noch eine Marienvision. Ja, auch die Gottesmutter ist für mich da. Sie teilt der Graziella mit:

»Behandle den Jakob weiter. Die blaue Hand, mein blaues Licht, lindern die Hitze!«

Stimmt, es wird in den Berichten über den Lichtnahrungsprozess auch von Hitzereaktionen berichtet. Aber die habe ich ja gar nicht. Etwa auch dank Graziellas Energiebehandlungen? Also, ich werde dieser Frau jetzt einfach vertrauen und nicht überehrgeizig sein.

Ich sichere nochmals Graziella zu, dass ich keine Dummheiten machen werde. Sie scheint nur mäßig beruhigt. Nicht ohne Grund, denn insgeheim halte ich mir immer noch die Möglichkeit offen, die absolute Trockenphase ein wenig zu verlängern – je nachdem, wie ich mich fühle.

Am siebten Tag erwache ich nach immerhin etwa vier Stunden Schlaf fit und ausgeruht. Aber wie quälend ist jetzt der Durst! Oder ist es nur das Trockenheitsgefühl im Mund? Plötzlich erleide ich einen Schwächeanfall. Ich fühle mich richtig mies und muss mich noch eine halbe Stunde hinlegen. Danach aber bin ich wieder in Ordnung. Gleichwohl, jetzt ist mir klar, ich werde noch heute, schon vormittags, spätestens jedoch nachmittags, wieder zu trinken anfangen. Graziella geht unterdessen mal wieder in die Oberwelt, um sich zu beraten. Schon nach kaum einer Minute kommt sie laut lachend zurück. Die Erleichterung ist ihr anzusehen. Jesus habe gelächelt und gesagt:

»Siehst du, er lernt!«

Graziella auch. Innerhalb kurzer Zeit hat sich ihre Fähigkeit, in Trance beziehungsweise auf schamanische Reise zu gehen, dramatisch verbessert. Sie kann jetzt fast in Sekundenschnelle die Welten wechseln. In transzendentaler Erfahrung Ungeübte würden es vermutlich gar nicht bemerken.

Die Vermieterin der Wohnung hat mein Experiment am Rande mitverfolgt und in Aussicht gestellt, zum erfolgreichen Abschluss der ersten sieben Tage mit einem Glas Champagner aus ihrem Keller anzustoßen. Das ist natürlich ganz in meinem Sinn. Wenig Begeisterung zeigt dagegen Graziella. Ich verdünne den Champagner also lieber zur Hälfte mit Wasser. Doch selbst damit ist Graziella gar nicht einverstanden. Sie kippt nochmals etwas drauf, bis für mein Empfinden fast nur noch Wasser im Glas ist. Ist vielleicht klüger so.

Nun bin ich also in der zweiten Phase des Prozesses. Langsam muss ich mich nach einer weiteren Beschäftigung umsehen, so dynamisch, wie ich mich fühle. In der Vermieterin Garten sind seltsamerweise trotz der noch immer erheblichen Kälte schon die Mäuse aktiv. Ich will ihr helfen und die Mäuse fangen, wie ich es als Bub gemacht habe. Schon wieder fragt Graziella nach, ob das erlaubt sei.

»Er soll die Mäuse ruhig fangen!«

Dann habe ER mit verschmitztem Lächeln hinzugefügt:

»Sofern die Mäuse mitmachen.«

Die Mäuse machen nicht mit. In ganz Wetzlar finden sich nicht die geeigneten Fallen, wie ich sie von früher her kenne. Die seien aus Tierschutzgründen längst verboten, wird mir erklärt. Man müsse die Nager »vergrämen«. Will heißen, irgendwie auf die sanfte Tour vertreiben. Sie lassen sich aber nicht vertreiben. Jedenfalls nicht von mir. Wenn ich bei einem frisch aufgeworfenen Erdhügel grabe, treffe ich sie nicht mehr an. Kurz danach machen sie gleich nebenan einen neuen Erdhaufen.

Die verbleibenden zwei Wochen meines Prozesses scheinen nur so vorbeizufliegen. Nebenbei betätige ich mich auch ein bisschen als Fahrlehrer. Graziella lässt sich schließlich überzeugen, dass man im ersten Gang leichter anfährt als im zweiten.

Ein Besuch beim Soldatendenkmal in Hohenolms veranlasst sie, von den Schrecken des Zweiten Weltkriegs in Slowenien zu erzählen. Die Grausamkeit dieser Zeit und die Not der Bevölkerung spüre ich bei ihren Schilderungen geradezu körperlich.

Alles in allem fühle ich mich in den 14 Tage nur mit Flüssigkeit, aber ohne jedwede Nahrung voll ausgelastet mit dem Tanzen, mit der Psychiatrieplanung, mit den langen Spaziergängen und gelegentlichen, ebenso hoffnungsvollen wie ergebnislosen Grabungen nach Mäusen im Garten.

Graziella allerdings findet, ich grüble zu viel. Tatsächlich kommen meine Alltagsprobleme umso stärker wieder auf, je näher der Wiedereinstieg in den Beruf rückt. Die Auseinandersetzungen mit Chefarztkollegen und dem neuen Vorsteher des Departements für Gesundheit wegen meiner Geistheilexperimente schicken ihre Vorboten bis nach Wetzlar. Das bringt mich tatsächlich ins Grübeln und mindert meine Lebensfreude. Zudem bin ich jetzt noch viel kälteempfindlicher als während der ersten sieben Tage. Vorübergehend werde ich auch schneller müde. Hat das mit dem Stoffwechsel zu tun oder eher mit meiner Psyche? Graziella fragt nach und erhält die lakonische Antwort:

»Er soll auf seinen Körper hören!«

Immerhin, das Gefühl von Fitness kehrt zurück. Weiterhin benötige ich sehr wenig Schlaf. Bei meinem nächsten Bad habe ich selbst eine kurze Vision: Auf einem etwa zehn Meter hohen, sehr schmalen Felsenkamm, auf dem kaum Erde liegt, steht ein kräftiger Baum.

Woher nimmt er die Kraft, sich dort zu verwurzeln, zu wachsen und nicht hinunterzufallen? Logisch ist es nicht erklärbar.

Ich sehe mich selbst als diesen Baum.

Eines Tages hat Graziella Trommel und Rassel dabei, die wir auf unsere Wanderung mitnehmen. Bald sehen wir von Weitem einen majestätischen Baum, den Graziella schon kennt. Er hat selbst in der Januarkälte die braunen Blätter des vergangenen Sommers noch nicht abgeworfen. Graziella erzählt mir, das sei eine besonders vitale Eiche. Es sei gut, hier zu tanzen. Sie halte sich oft an diesem Platz auf. Als sie eines Tages dort gewesen sei mit Trommel, Gebet und Gesang, um dann in der Stille zu lauschen, zeigte sich plötzlich ein Indianer, stark, groß, in vollem Schmuck, und tanzte. Er teilte ihr mit, dass er immer um Rat gefragt werden könne, besonders wenn es um Kräuter und Heilpflanzen gehe. Nach allem, was ich noch höre, muss es ein christlicher Indianer sein. Christliche und schamanische Tradition scheinen sich bei Graziella auf jeden Fall gut zu vertragen. Aufgekratzt und unbekümmert trommle und tanze ich unter der Eiche drauflos und fühle mich bald selbst als halber Schamane, während Graziella ihre Dankessprüche und Bitten in alle vier Himmelsrichtungen und direkt nach oben schickt.

Mein Innenleben ist in diesen zwei Wochen sehr dynamisch. Bilder, Erinnerung und Traumata kommen mir wieder zu Bewusstsein und werden von mir allein oder mit Graziellas Hilfe bearbeitet. Öfter geht so einem Bewusstwerden eine Druckempfindlichkeit meines Bauches voraus. Da kommen auch Szenen meiner beginnenden Pubertät und meiner Konflikte mit der Sexualität und damit einhergehende Schuldgefühle wieder hoch.

»Warum hast du Schuldgefühle gehabt?«

»Ich wollte rein sein für Christus, daher wollte ich keine Sexualität haben. Ich konnte sie aber nicht unterdrücken.«

Die Schmerzen werden immer stärker. Schließlich geht mein Stöhnen in Schreien über. Graziella befürchtet, wie sie mir später gesteht, die heftigen Schmerzen könnten Anzeichen eines Darmverschlusses sein. Schließlich fluche ich laut hinaus, und unmittelbar darauf brechen wir beide in ein homerisches Gelächter aus. Das vertreibt die Schmerzen. Häufiges Lachen begleitet uns eigentlich die ganze Zeit über. So viel und so oft lachen wir, wie ich kaum vorher in meinem Leben gelacht habe.

Am nächsten Tag habe ich wieder Bauchweh, dazu noch Kopf- und Rückenschmerzen. Graziella, in ihrer Besorgnis, löchert mich mit Fragen. Sie kann meine einfachen Antworten nicht akzeptieren und lässt nicht locker.

»Es ist nichts weiter, verdammt noch mal, kannst du das nicht akzeptieren? Und streiten kann man auch nicht mit dir!«

Ich bleibe erfolglos.

»Glaube nur nicht, dass ich mein Verhalten für dich ändere!«, faucht Graziella zurück. »Zu oft habe ich das in meinem Leben gemacht! Niemand mehr wird das mit mir machen!«

Wir einigen uns darauf, dass sie sich nicht anpasst und ich immer sage, wenn mich etwas ärgert. Aber Graziella kann es nicht lassen, das letzte Wort zu haben:

»Wenn ich jetzt auch dich noch aushalte, wie schon manche andere, dann ist das meine letzte Einweihung! Dann bin ich durch!«

Soll sie sagen, was sie will, ich lasse mich nicht mehr provozieren.

Am nächsten Tag begrüßt mich Graziella mit einer Frage:

»Was ist mit dir? Dein Lachen ist weg.«

Erst da merke ich, wie traurig ich bin. Wieder sind krampfartige Schmerzen da, nicht nur im Bauch, auch in der Blase. Gleichzeitig friere ich trotz zweier Decken, als wenn ich Fieber hätte, und bin total empfindlich auf Berührung.

Diese letzten Tage sind ungeheuer intensiv. Dauernd habe

ich Schmerzen, Graziella behandelt mich, die Schmerzen gehen weg und weichen einem Glücks- und Befreiungsgefühl. Am nächsten Tag geht es von vorne los und wiederholt sich. Ich habe viele Träume und innere Bilder, auch im Wachzustand. Graziella sieht das als Befreiung von früheren Verletzungen. Schließlich sind wir beim 20., also zweitletzten Tag angekommen. Morgen geht es zurück nach Basel.

»Immer wenn ich dich behandelte, habe ich blaues Licht gesehen. Also hat Muttergottes ihre Kraft und ihr Licht für dich geschickt und dir Heilung zufließen lassen!«

Vielleicht hat sie recht. Vielleicht ist es einfach ihre eigene Erklärung. Auf jeden Fall ist es eine äußerst ungewöhnliche Erfahrung, was ich hier durchmache.

Danach machen wir noch allerhand Witze und kommen wieder aus dem Lachen kaum mehr heraus.

Der Samstagmorgen ist neblig, trüb uns feucht. Wir brechen zeitig auf und kommen am Samstagnachmittag wohlbehalten an. Wie schön, meine Kinder wieder in die Arme zu schließen!

»Aber Papa, du bist ja ganz mager geworden!«

Ich kann es nicht leugnen. Habe ich in diesen drei Wochen eine Sonderportion Licht erhalten oder einfach nur mein überschüssiges Fett verbrannt?

Ein Besuch in Mariastein ist für Graziella zwingend. Die Gottesmutter hat einen Extra-Dank verdient für ihre schützende Begleitung! Schon beim Gottesdienst ist Graziella ergriffen, doch in der Grotte erst zerfließt sie beinahe vor Tränen und kann nicht aufhören zu seufzen. Was mag sie jetzt wohl alles erleben? Mir erzählt sie lediglich, sie habe die Muttergottes ganz groß und ganz in Blau gesehen. Sie habe gelächelt und gesagt:

»Hab doch Vertrauen, es ist alles gut!«

Am Sonntagabend koche ich ein größeres Menü für die Kinder, wie ich es immer mache, seit ich alleinerziehend bin, und lade auch Graziella dazu ein. Selbst esse ich nichts, ich habe überhaupt keinen Hunger. Ich trinke aber ein Glas Wein. Das bekommt mir jedoch gar nicht gut! Herzklopfen, Magenbrennen, Schwitzen, kaum Schlaf; die alten Symptome nach dem Weintrinken. Was war das mit dem Spruch von Graziella, ich würde bald gerne ein Glas Wein trinken? Ich Naivling glaubte, dieses Bald sei jetzt! Ganz grau sei ich gewesen im Gesicht am nächsten Tag, meint Graziella später. So habe ich mich auch gefühlt. Den Morgen mit meinen gewohnten Chefarztaufgaben brachte ich noch so hin. Am Nachmittag in der Chefärzte-Konferenz aber, da kam es zur Explosion!

Heftiger Streit bricht aus, wegen unterschiedlicher Auffassungen bezüglich notwendiger Psychotherapiemethoden. Noch viel heftigerer Streit wegen der von mir mit Sponsorengeldern angestellten Geistheilerin Graziella. Überrascht und schockiert bemerke ich, wie die Aggressionen meiner Kollegen bei mir ankommen, als würden Granaten gegen meinen Bauch geschleudert und dort explodieren. Um mich zu schützen, schlage ich meine dünn gewordenen Beine so eng wie möglich übereinander. Am Ende der Konferenz, nach zwei Stunden heftigster Diskussionen, spüre ich eine Schwäche im linken Fuß. Ich kann die Fußspitze nicht mehr richtig heben.

Graziella meint, ich könnte einen leichten Hirnschlag, eine »Streifung«, erlitten haben, im medizinischen Fachjargon auch »TIA« (Transiente Ischämische Attacke) genannt. Zu Deutsch: vorübergehende Durchblutungsstörung einer Hirnregion. Zunächst übernehme ich ihre Vermutung. Wenig später realisiere ich aber, dass durch das enge Übereinanderschlagen der Beine wegen der fehlenden Fettpolster eine leichte Druckschädigung der entsprechenden Nerven erfolgt sein muss. Tatsächlich verschwindet die Schwäche sehr bald auch wieder. Graziella drängt mich schon an diesem Montag, wieder mit dem Essen anzufangen. Noch stärker als durch ihr Drängen fühle ich mich durch die Erfahrung motiviert, wie ungeschützt ich mich gegenüber äußerer Aggression gefühlt habe. Mein verlorener »Fettpanzer« scheint tatsächlich ein emotionaler Schutz gewesen zu sein. Am Dienstagmorgen weiche ich altes, hartes Brot in heißer Milch ein. Ein Frühstück, das ich seit meiner Kindheit liebe. Meine Mutter hat das immer gemacht, wenn ich morgens nach der Stallarbeit über den Berg in die Schule hetzen musste und trotz fehlender Zeit fürs Frühstück noch etwas Warmes im Magen haben sollte.

Damit endete mein Lichtessen. Das heißt, Licht esse ich seither nur noch heimlich. Und wenn mich jemand danach fragt? Ich würde es megacool leugnen!

MAESTRO ESPIRITUAL

Ist das Jesus persönlich?!?

Das frage ich mich, als ich Axel zum ersten Mal begegne. Schlanke, große Gestalt; luftige, weiße Kleidung; helle Augen; fast blonde, mehr als schulterlange Haare. Und ein üppiger, hellbrauner Vollbart. Ein Mensch aus Fleisch und Blut, aber mit einem Aussehen wie aus dem Bilderbuch. Einem sehr frommen Buche. In den großen Konferenzraum unserer psychiatrischen Ambulanz ist er dank der freundlichen Menschen von der Hilfsorganisation Cielo Azul gelangt. Aber nicht als Patient. Dort weiß man um mein Interesse an heilerisch begabten Menschen, und was ich von denen über Axel zu hören bekam, hat mich neugierig gemacht. Ein Heiler und spiritueller Meister sei er. Unser Aufeinandertreffen mündet in ein längeres Gespräch.

Zunächst bleibt Axel still. Schaut, nein strahlt mich aus einem offenen Gesicht nur wortlos an. Er gibt mir Rätsel auf. Ein so jugendliches Aussehen und schon spiritueller Lehrer und Heiler? Und diese besondere Ausstrahlung macht mich sehr neugierig!

Das muss ich gleich ansprechen.

»Du bist mit deinen 28 Jahren knapp halb so alt wie ich. In

einer Hinsicht bist du mir hoch überlegen. Du scheinst eine große innere Freiheit zu besitzen, eine positive Unbekümmertheit. Wie kommt das?«

Offenbar habe ich den richtigen Ton getroffen. Jedenfalls plaudert er sofort munter drauflos, in zwar nicht fehlerfreiem, aber verständlichem Deutsch. Vor Kurzem habe er noch in einem abgelegenen Indianerdorf in der Sierra von Kolumbien gelebt.

»Dorthin kann ich jederzeit zurück. Da gibt es genug selbst gepflanztes Essen, das sauberste Wasser und die sauberste Luft, die ich kenne. Worüber sollte ich mir da Sorgen machen?«

Kann es sein, dass ich neidisch werde? Bevor ich heute in der Mittagspause für meine Kinder kochen kann, muss ich noch schnell in den Supermarkt. Das wird wieder hektisch! Und den da vor mir scheint rein gar nichts aus der Ruhe bringen zu können ...

»Du kommst aber doch jetzt aus Ecuador, wie ich gehört habe. Und bist dort ein Superstar? Die Zeitungen sollen voll sein vom *maestro espiritual* und vom *chaman*.

»Ja, das hat sich so ergeben, die letzten Monate«, bestätigt Axel, völlig unaufgeregt.

Habe ich da einen Maestro Espiritual oder einen Meister des Understatements vor mir?

»Nur die letzten Monate? Und da bist du schon in ganz Ecuador bekannt?«

Ein schwer interpretierbares Lächeln erscheint auf Axels Gesicht.

»Ich habe eine Frau mit Krebs behandelt. Da ist der Tumor schnell verschwunden. Das haben sie im Fernsehen gezeigt.«

»Du verstehst dich als Geistheiler?«

Die Antwort ist spontan und ausführlich. Die Worte und Sätze kommen leicht und ohne langes Nachdenken:

»Ich kann den Menschen positive Energie geben. Dann können sie sich selbst heilen, können selbst merken, wo es klemmt. Wir alle haben ein bisschen unser Selbstvertrauen verloren. Wir hören unsere innere Stimme nicht mehr. Die Eltern, die Lehrer, das Fernsehen – alle sagen uns, was wir tun sollen, was wir sagen sollen, wie wir uns kleiden sollen, was wir denken sollen. So lieben wir uns nicht mehr.«

Zumindest zum Prediger scheint hier eine echte Begabung vorzuliegen.

Aber es gefällt mir auf Anhieb, dass hier einer, der von seiner Umgebung offenbar als Wunderheiler gesehen wird, gleichwohl die Selbstdiagnose und Selbstheilung in den Vordergrund stellt. Nur möchte ich schon noch ein bisschen genauer erfahren, was denn da in Ecuador eigentlich geschehen ist. Seine Begleiter von Cielo Azul haben Filmmaterial mitgebracht. Aufnahmen, die das dortige Fernsehen ausgestrahlt hat. Das sehe ich mir am gleichen Abend zu Hause in Ruhe an.

Zuallererst erscheint der – wiederum ganz in fluffiges Weiß gehüllte – »spirituelle Meister« in Großaufnahme, würdevoll gen Sonnenuntergang schreitend. Im Wind flattern Haare und Gewand nur so um die Wette. Dann betritt er langsam und bedächtig eine großflächige Freibühne. Ein in die Hunderte gehende Menschenmenge klatscht begeistert. Wird er lehren oder gar heilen? Doch bevor es dazu kommt, setzt der Regisseur einen harten Schnitt: Im Behandlungsraum eines Krankenhauses sieht man jetzt eine junge Frau auf einer Untersuchungsliege. Axel sitzt neben ihr, hält beide Hände mit gespreizten Fingern 20 Zentimeter über ihren Unterleib. Offensichtlich eine dieser Energieübertragungen, von denen er sprach. Dann spricht die Frau, ihr Gesicht dabei in Großaufnahme:

»Im Moment der Heilung fühlte ich Frieden und grenzenlose Liebe.«

Wieder ein Schnitt. Ein sympathisch und bescheiden wirkender Arzt im Interview. Er hält ein Ultraschallbild ins Licht, deutet mit dem Finger auf ein Detail der Aufnahme. Überzeugend erklärt er, bei der Patientin sei eine bösartige Eierstockzyste diagnostiziert worden:

»Ich habe die Zyste persönlich analysiert. Die Entwicklung hat uns sehr überrascht! Schon drei Tage nach der sogenannten spirituellen Behandlung war sie um 60 Prozent geschrumpft, nach knapp einer Woche ist sie total verschwunden.«

Den folgenden Teil der Dokumentation finde ich fast noch interessanter. Der Maestro bei der Arbeit: sei es erhöht auf einem Podium lehrend, sei es auf einer Anhöhe in Meditationshaltung, sei es in einer Waldlichtung inmitten seiner Anhänger auf dem Boden liegend. Stets vor Hunderten, manchmal wohl sogar vor Tausenden von Menschen, die gebannt seinen Worten lauschen und seine Gesten verfolgen. Große Menschenmengen auch vor Hotels und Privathäusern, die er betritt, um dort zu heilen. Manche dieser Menschen haben offensichtlich schwere Leiden, werden von ihren Angehörigen zu ihm gebracht, darunter viele Kinder.

Ich fühle mich eigenartig berührt. Obwohl mir klar ist, dass dies von der Filmregie wohl absichtlich so inszeniert wurde, ist mir fast so, als sei der Herr Jesus selbst ein zweites Mal erschienen. Ganz bestimmte Bilder und Erinnerungen aus meiner Kindheit kommen wieder hoch: Ich liege im Bett und lese vor dem Schlafen in einem frommen Buch. Meine tiefe Ergriffenheit, wenn dort von der lebendigen Gegenwart des Gottessohns die Rede war. Von seinen Heilungen, von seinen Predigten. Wie die Menschen zu ihm strömten.

Ich bin überrascht ob meiner gefühlsbetonten Reaktion. Schalte sogleich meinen kritischen Verstand ein, um nicht einer gezielten Inszenierung auf den Leim zu gehen. Bei diesen Aufnahmen mit Axel hat man sich offenbar ganz bewusst und eng an den Evangelisten Matthäus gehalten. Ja, ich kenne meine Bibel. Kann die Stelle auch heute fast noch auswendig hersagen:

»Und sie brachten zu ihm allerlei Kranke, mit mancherlei Seuchen und Qual behaftet, die Besessenen, die Mondsüchtigen und Gichtbrüchigen; und er machte sie alle gesund. Und es folgte ihm nach viel Volks aus Galiläa, aus den Zehn-Städten, von Jerusalem, aus dem jüdischen Lande und von jenseits des Jordans.«

Ich werde diesem Axel doch einmal etwas auf den Zahn fühlen.

Um herauszufinden, wie weit für ihn selbst die biblischen Parallelen reichen, setze ich meine allerbeste Unschuldsmiene auf und frage ihn ganz direkt:

»Hat dich nicht auch der Teufel versucht, mit Macht und Reichtum?«

Axel lacht. Scheint echt überrascht von der Frage. Doch um eine Antwort ist er nicht verlegen.

»Noch vor drei Jahren hatte ich in Spanien eine Immobilienfirma mit vielen Angestellten. Hatte so viel Kohle im Sack, wie du nicht glauben kannst. Teure Autos, immer die neuesten. Villa, schicke Freundin. Party machen ohne Ende.«

Klingt vertrauenerweckend. Aber ob ich zu gutgläubig bin?

»Und dann? Konkurs gemacht?«

Axel lacht wieder, verliert seine typische Leichtigkeit kein Stück.

»Ich fühlte mich leer, einfach leer. Keine Freude! Da bin ich auf einen Berg gestiegen und habe den Geist um ein Zeichen gebeten. Was glaubst du, ist geschehen? Einen elektrischen Schlag habe ich erhalten, der hat mich fast umgehauen.«

Er habe dem »Geist« ein Jahr gegeben, ihm zu zeigen, wo es für ihn langgehen soll. Und habe sofort alles zurückgelassen und sei mit 200 Dollar in die USA gereist.

»Wer oder was ist denn dieser Geist, dem du ein Jahr gegeben hast, dir etwas zeigen?«

Als Antwort wird ein Feuerwerk heiliger Namen gezündet:

»Der Geist? Das ist Gottvater, Gottmutter, Christus, Buddha, Krishna, Mohammed, Shiva ...« – es folgen sicher noch ein Dutzend Namen von Erlösern, Propheten und Erleuchteten aus aller Welt. Am Ende stehen Maria, die Mutter des Heilands, und Maria Magdalena. Keine bestimmte Weltanschauung also, kein religiöser Fanatismus. Eher eine globalisierte Ökumene.

Axel macht weiter, ohne dass ich einzuhaken brauche. Er will mir offenbaren, was dann weiter geschah. In den USA habe er Boote gereinigt. Den steinharten Muschelbesatz von den Rümpfen gekratzt.

»Ein gute Übung, um Demut zu lernen!«

Das glaube ich ihm gern, nach dem vielen Geld, der Villa und den Autos. Irgendwie ist er dann nach Kolumbien gelangt. Und bei den Indianern in der Sierra gelandet. Über ein Jahr lang war er dort. Wie lange genau, sei nicht so wichtig.

»Dort war es für mich das zeitlose Leben im Augenblick. Verstehst du?«

Natürlich verstehe ich: Spiritualität als Leben im Augenblick. So viel wird ja heute darüber geschrieben!

»Aufgrund einer Einladung bin ich nach Ecuador gelangt. Ohne direkte Absichten. Ja, und dort ging dann bald dieser Mediensturm los.«

Und jetzt sitzt er also hier vor mir. Ich frage lieber nicht, wie das gekommen ist. Sicher auch mehr zufällig als planmäßig, er wurde halt von ein paar Leuten hierher eingeladen. Und wie jetzt weiter? Am besten mit zwei oder drei Workshops in kleinerem Kreis. Die kann ich leicht organisieren. Dort gibt es dann Anleitungen zum Aurasehen, zur Energieübertragung und so weiter. Ein gemischtes Programm in Geistheilung à la Axel. Die Belehrung durch spontane Vorträge kommt nicht zu kurz. Es macht so manchem Freude, Parallelen zu Jesus zu entdecken. Sogar das Alter passt: Auch der Messias begann sein öffentliches Wirken mit ungefähr 28 Jahren. Was besonders gut ankommt, sind der Witz, das Spielerische und Unbefangene in Axels Reden:

»Es gibt primäre und sekundäre Wahrheiten. Die sekundären werden euch von den anderen, von der Gesellschaft eingeredet. Die primären erkennt ihr daran, dass sie Freude auslösen. Sie machen nie verbittert. Die sekundären machen leer.«

»Spiritualität ist dieser Moment und dass ihr das macht, was ihr als wahr in euch selbst spürt. Dass ihr die Sehnsucht lebt, die Sehnsucht liebt. Die Sehnsucht nach Hingabe!«

»Was Hingabe ist? Hingabe ist das, was den Raum füllt, was eure Worte lebendig macht. Es ist der Klebstoff, der die Schöpfung zusammenhält. Hingabe ist, wenn ihr aus der Liebe redet, nicht über die Liebe. Aus der Liebe reden könnt ihr nur, wenn ihr in der Liebe seid! Ich liebe es, die Menschen zu lieben, diese wunderbare, bedingungslose, fantastische Liebe zu spüren. Was ich euch erzähle, haben schon Tausende vor mir gesagt. Um euch zu heilen, braucht ihr mich eigentlich nicht.«

Alles ohne Manuskript. Ein kaum versiegender Strom der Worte. Man könnte leicht ein Axel-Evangelium füllen mit seinen Reden. Es ist wirklich eine Art Déjà-vu. Diese Ähnlichkeit von dem, was ich höre, mit dem, was ich als Kind gelesen und mir vorgestellt habe! Und den Leuten gefällt's. Die Workshops werden größer, sogar Kirchengemeinden laden Axel ein – und werden prompt deswegen kritisiert. Sympathien erwirbt er sich auch damit, dass er kein Honorar nimmt, sondern konsequent auf Spendenbasis arbeitet. Spiritualität müsse für alle Menschen gleichermaßen zugänglich sein.

Spontan wird ein Abendvortrag in einem großen Hörsaal organisiert. Diesmal ist sogar das Fernsehen mit von der Partie! Nur – der Hörsaal ist kaum zu einem Viertel gefüllt. Axel spricht gewandt und locker. Wie gewohnt. Doch es ist nicht mehr die gleiche Stimmung. Wie ein Fußballspiel ohne Fans. Auch für mich ist das *feeling* plötzlich anders. Anders als in meiner Kindheit, bei der Bibellektüre. Was Axel lehrt, gefällt mir nach wie vor. Aber könnte ich mein Herz dafür noch brennen lassen? Könnte ich kritisch bleiben und mich doch voll hingeben? Könnte ich diese Begeisterung und Hingabe aufbringen, die Axel meint?

Da gibt es ja noch diese andere Bibelstelle. Ich finde sie schnell. Sie steht im Evangelium nach Johannes (12,37):

»Und ob er wohl solche Zeichen vor ihnen getan hatte, glaubten sie doch nicht an ihn …«

Williams Bemerkung kommt mir in den Sinn: dass die Filipinos leicht zu behandeln sind, weil sie sich »hinlegen und zu beten anfangen«. Dass die Europäer hingegen alles neugierig und kritisch mitverfolgen wollen. Schmälert unser kritisches

Denken, auf das wir mit Recht stolz sind, den Erfolg geistiger Heilweisen?

Ich bleibe an Axel interessiert. Meine Erfahrungen mit ihm finden ihre Fortsetzung in Ecuador. Wieder einmal begleite ich in einem christlich geprägten Schwellenland einen Heiler bei seiner Arbeit. Ja, Axel ist hier in der Tat eine Berühmtheit. Nicht nur die Häuser wohlhabender Ecuadorianer stehen ihm offen, sondern auch Fernseh- und Radiostationen. Die Medienleute wissen, für wen die Leute sich interessieren.

Der Höhepunkt für mich, der all das staunend aus nächster Nähe beobachten darf, beginnt als Horrorfahrt in brütender Hitze mit einem nicht klimatisierten Taxi auf staubigen, überfüllten Landstraßen in der Umgebung von Guayaquil. Wer die Fahrgewohnheiten südamerikanischer Taxichauffeure kennt, wird verstehen, dass ich mir jetzt nichts sehnlicher wünsche, als dass wir lebend ans Ziel kommen. Axel dagegen ist rundum vergnügt, locker und lebendig wie eh und je.

Endlich am Ziel. Wir halten vor einer mit hohen Mauern umgebenen Residenz. Lautlos öffnet sich ein riesiges Metalltor. Wir betreten eine komplett andere Welt. Tadellos gepflegte Parkanlage mit Bänken unter Schatten spendenden Bäumen. Ein Becken mit sprudelndem, kristallklarem Wasser. Bald stehen wir in einer geräumigen, wunderbar kühlen Eingangshalle. Axel erklärt mir, dass es sich um die Niederlassung eines weltweit tätigen Konzerns handele. Und schon werden wir von einer elegant gekleideten Empfangsdame ins Vorzimmer des CEO geleitet. Der erwartet uns bereits. Kommt mit jovialer Willkommensgeste auf mich zu und streckt mir die Hand hin:

»Grüezi!«

Wie bitte, wo bin ich denn hier bloß?!?

Der CEO und Axel schütteln sich vor Lachen und weiden sich an meinem sprachlosen Erstaunen. Irgendwann gelingt es mir mitzulachen und in adäquatem Appenzellisch zu antworten:

»I hoffe scho, dass i jetzt nüd in ere Fernsehsendig bi mi ere verschteckte Kamera ond ganz Ecuador denn öber mi lached.«

Die Situation ist schnell erklärt: Es handelt sich um einen Konzern mit Schweizer Wurzeln und schweizerischem CEO. Eine perfekte Überraschung, die Axel da für mich arrangiert hat! Der CEO beginnt gleich über die soziale Verantwortung zu sprechen, die ein Weltkonzern für die einheimische Bevölkerung eines Landes wie Ecuador haben müsse.

Kennt er die Kritik an seinem Konzern in unserem Heimatland? Muss er sich vor mir rechtfertigen?

Ich werde eines Besseren belehrt. Ein Projekt nach dem anderen stellt er uns vor. Aufbau von Schulen und Anstellung von Lehrern für die arme Bevölkerung. Stipendien für Schüler und Studenten.

»Nur so können wir die Kinderarbeit erfolgreich bekämpfen!«

Und es geht noch weiter: Einheimische, von der Firma ausgebildete Mediatoren gehen regelmäßig in die von schwerster Armut und fehlendem Wissen gleichermaßen geprägten Dörfer. Aufklärung über gesundes Essen und Hygiene. Schulung des Umweltbewusstseins, immer nach dem Prinzip »Hilfe zur Selbsthilfe«.

Dass Axel solche Kontakte pflegen kann, stärkt natürlich auch mein Vertrauen in ihn. Die beiden haben eine gemeinsame Vision: *desarrollo sostenible,* nachhaltige Entwicklung. Der eine mehr im spirituellen Bereich, der andere im praktischalltäglichen. Selbst die Schlagworte der Firma scheinen auf die von Axel abgestimmt oder umgekehrt:

»Stärke, Hingabe, Begeisterung.«

Hier haben sich offenbar zwei Geistesverwandte getroffen. Wer was von wem gelernt hat, spielt bei dieser Symbiose offenbar keine Rolle. In jedem Falle ein erneuter eindrucksvoller Beweis des hervorragenden Standings, das ein Geistheiler in der Gesellschaft eines Schwellenlands erlangen kann!

Eigentlich war es Axels und meine Idee, dass ich während unserer gemeinsamen Tour quer durch Ecuador zu seiner praktischen Tätigkeit Expertenwissen beisteuern würde. Doch keiner war an mir interessiert! Die Menschen wollen eben geheilt, gesegnet und durch spirituellen Zuspruch in ihrer Seele berührt werden. An Expertenwissen darüber besteht kein Bedarf. So hatte ich eine entspannte Reise, wie ein Tourist, während Axel Schwerarbeit leistete: Stundenlang, jeden Tag, legte er Hände auf, segnete er, heilte er. Nein, es war keine bloße Inszenierung gewesen, was mir filmisch zu seiner Person und zu seinem Wirken präsentiert worden war.

Axels Popularität in jenem Lande, das seine Fähigkeiten so außerordentlich zu schätzen weiß, war bisweilen atemberaubend. Sogar beim Einchecken am Flughafen von Guayaquil wird er erkannt. Die Dame am Check-in-Desk trommelt in Sekundenschnelle ihr gesamtes Team zusammen. Alle wollten vom »Maestro«, wie er auch hier ehrfurchtsvoll genannt wird, die Hände aufgelegt bekommen und gesegnet werden. Fast verpassen wir noch das Flugzeug.

Axel ist total beseelt von seiner Mission. Er hätte wahrhaftig schon genug zu tun in diesem Land, doch kurz bevor ich nach Europa zurückfliege, sagt er mir, dass er eine neue Reise plane. Er sei zu einem internationalen Friedensfestival in Indien eingeladen.

DIE THERAPEUTISCHE KRAFT DER WUT

Aimée ist über 70, eine gepflegte und kultivierte Frau. Sie kommt in größeren Abständen in meine Beratung. Schwere Jahre liegen hinter ihr – und möglicherweise noch vor ihr. Vor allem wegen ihres Mannes. Er leidet neben seiner Parkinsonerkrankung an stetig zunehmender Demenz.

Ein Darmverschluss machte dann auch noch eine größere Operation unumgänglich, mit einer Folge, die Aimées ohnehin prekäre Situation weiter verschärfte: Seine Exkremente waren nach jedem Stuhlgang an ihm selbst, an seinen Kleidern und im ganzen Badezimmer zu finden. Die ambulante Pflegehilfe ist dann in den seltensten Fällen zur Stelle. Auch der Umgang mit diesem Problem fiel also Aimée noch zu. Seither verlief unser Gespräch in jeder Sitzung etwa folgendermaßen:

»Das werden Sie nicht lange aushalten! Die ambulante Pflegehilfe kann da niemals ausreichen. Sorgen Sie dafür, dass Ihr Mann so bald wie möglich ins Pflegeheim kommt.«

Aimées Entgegnung kann als typisch für pflegende Angehörige gelten, insbesondere für Ehefrauen:

»Darf ich das denn, wenn ich selbst doch noch einigermaßen bei Kräften bin? Weder meine Kinder noch die Menschen in meinem Bekanntenkreis könnten das verstehen.«

Aimée musste begreifen, dass sie in ihrem ureigenen Interesse Entscheidungen zu fällen hatte, auch wenn Außenstehende diese nicht akzeptieren würden. Einfach deshalb, weil sie sich nicht wirklich in so eine Situation hineinversetzen können:

»Das stimmt, weder Kinder noch Freunde werden Sie verstehen. Das können Sie nicht erwarten. Wenn Sie aber einiges an guten Gefühlen für Ihren Mann retten wollen, haben Sie kaum eine andere Wahl!«

Es war hart für Aimée, erst sich selbst und dann ihren Ehemann zu überzeugen, dass es für sie beide die bessere Alternative sei, wenn er ins Pflegeheim umzöge. Und es war eine Herausforderung für mich, Aimée psychologisch so weit zu stützen, dass sie den Umzug, als er dann endlich in die Wege geleitet war, nicht mittendrin abbrach. Auch das kommt ja nicht selten vor, weil der akute emotionale Notstand ausbricht. Dieser Widerwille und diese innere Verwundung des Pflegebedürftigen! Diese Zweifel und Schuldgefühle aufseiten des pflegenden Angehörigen! Und all diese teils besserwisserischen, teils vorwurfsvollen Bemerkungen der Umgebung! Endlich aber hatte Aimée es geschafft. Ich war hocherfreut, doch wie sie jetzt da sitzt, scheint sie ihre Lage nicht als Fortschritt einzustufen. Nach wie vor kommt sie mir frustriert und niedergeschlagen vor. Was sie sagt, bestätigt diesen ersten Eindruck.

»Ich fühle mich nicht frei. Ich wage selten, etwas zu unternehmen. So gerne möchte ich mehr als einen Tag mal mit einer Freundin in einem Wellnesscenter genießen. Aber wenn ich weggehe, habe ich sofort Schuldgefühle. Ich kann nicht aufhören, ständig an ihn zu denken.«

Öfter als vereinbart besucht Aimée ihren Mann im Pflegeheim. Dort trifft sie ihn meist in seinen Exkrementen sitzend an. Er ist inkontinent und reißt sich in seiner Verwirrung und Ungeduld immer wieder die Windeln weg. Das Pflegeheim hat zu wenig Personal, als dass jeweils jemand schnell zur Stelle sein könnte. Aimée verbringt also ihre Besuchszeit zum größten Teil damit, ihren Mann, das Bett und oft noch den Boden zu reinigen und alles wieder frisch herzurichten.

Es ist die alte, sich immer wieder zutragende Geschichte. Und man kommt dabei nicht los von den Schuldgefühlen. Man versucht zwar alles, um sich davon zu befreien. Doch selten gelingt es. Aimée muss lernen, die Schuldgefühle auszuhalten:

»Schuldgefühle werden Sie immer haben. Wir Menschen sind so programmiert. Wenn Sie versuchen, Ihre Schuldgefühle loszuwerden, wird es nur schlimmer werden!«

»Wenn ich ihn nicht am Nachmittag besuche, geht es ihm am Abend prompt schlechter. Dann muss ich noch am Abend vorbei, weil er eine schwere Krise hat. Er weiß genau, ob ich da war oder nicht.«

Aimées Stimme wirkt gepresst. Ich erahne den gewaltigen Druck, unter dem sie steht. Kein Wunder, denn so geht es ja schon monatelang. Sie ist einsam geworden. Und sie fühlt sich gefangen in einer Situation, die sie kaum noch aushält und doch nicht verändern kann.

»Er kann ja nichts dafür! Es geht ihm immer schlechter. Er ist total abgemagert.«

Die altbekannten Interpretationen mit dem »Nichts-dafür-Können«!

Sie wirkt heute ganz und gar mutlos. Ihre Stimme ist zittrig. Ein Zeichen schwerer Verzweiflung!

Schlittert sie vollends in eine Depression? Kann ich sie so gehen lassen? Es einfach so weitergehen lassen?

Nein, etwas muss geschehen! Sie muss die Gefühle, die sie mit aller Kraft unterdrückt, zulassen. Wenn ich sie direkt konfrontiere, wird sie ihre Wut zuerst auf mich richten. Doch ihr Vertrauen in unsere Beziehung erscheint mir stark genug. Hoffe ich. Unser therapeutisches Arbeitsbündnis muss es verkraften! Mein Ton wird eindringlicher:

»Immer wieder sagen Sie das: ›Er kann ja nichts dafür, er kann ja nichts dafür.‹ Natürlich kann er nichts dafür. Aber Sie sagen sich das nur, um nicht zu fühlen, was Sie selbst eigentlich fühlen! Merken Sie denn nicht, wie Sie sich so selbst jeder Kraft berauben?«

Aimée versucht weiterhin, nett und ein wenig unterwürfig zu reagieren, wie es gegenüber dem Psychiater oft die Regel ist. Ihre Miene ist aber sehr angespannt, und in ihre Stimme mischt sich ein ärgerlicher Unterton: »Wollen Sie damit sagen, dass ich für meine ständige Erschöpfung selbst verantwortlich bin?«

Für mich ist das die Bestätigung, dass ich auf dem richtigen Weg bin. Mit Absicht versuche ich Aimée emotional in die Enge zu treiben. Nur so kann ich zu ihren Gefühlen durchkommen. Meine Sätze werden kürzer und bestimmter:

»Ja, natürlich! Weil Sie elementare Gefühle unterdrücken!«

Ich versuche, die Härte meiner Aussage mit besonderer Empathie in der Stimme zu mildern. Aimées Ärger auf mich ist aber nicht mehr zu überhören:

»Gehen Sie da nicht zu weit?«

»Nein! Ich bin überzeugt, dass ich die Situation richtig einschätze.«

Aimée macht eine Kunstpause. Offensichtlich ringt sie um Fassung. Ihr Ton wird jetzt richtig vorwurfsvoll.

»Eigentlich habe ich Verständnis von Ihnen erwartet, nicht Vorwürfe! Und wie kommen Sie darauf, ich würde meine Gefühle unterdrücken? Was für Gefühle sollen das denn sein?«

»Sie wissen das doch eigentlich längst selbst. Nur: Sie können es nicht wahrhaben!«

Gespanntes Schweigen. Aimée kämpft mit sich und mit ihrer Wut, die noch immer auf mich gerichtet ist. Sie schaut zur Tür.

Will sie mir gar aus der Beratung davonlaufen? Das werde ich nicht zulassen.

Es bleibt mir nichts anderes übrig, als auf dem einmal eingeschlagenen Weg weiterzugehen:

»Wir sind hier in einer psychotherapeutischen Sitzung. Es geht nicht um *political correctness* oder irgendeine Moral. Es geht auch nicht darum, wie Sie vor anderen Menschen dastehen. Es geht für Sie schlicht und ergreifend um Ehrlichkeit Ihnen selbst gegenüber!«

»Ich bin doch ehrlich mir selbst gegenüber. Das haben gerade Sie mir doch beigebracht! Aber um mir Vorwürfe anzuhören, komme ich nicht zu Ihnen.«

Unser Arbeitsbündnis ist jetzt doch extrem belastet. In solchen Momenten geht es darum, ans Limit des Möglichen zu gehen, ohne die Grenze zu überschreiten. Soll ich doch einlenken und Aimée mit dem ganzen Druck von Wut und Schuldgefühlen für heute gehen lassen?

Nein, ihre Not ist zu groß!

Wieder für Wochen damit allein zu sein, wird sie kaum verkraften. Wem wäre geholfen, wenn sie dekompensiert und zusammenbricht? Es gibt jetzt kein Zurück!

»Haben Sie manchmal Gedanken, derer Sie sich schämen?«

Aimée zögert längere Zeit, wagt dann aber doch, etwas preiszugeben.

»Öfter denke ich, dass ich ihn gar nicht mehr liebe. Dann fühle ich mich noch elender. Das ist ja genau das, was ich mir aus meiner Umgebung immer wieder anhören muss. Ich würde meinen Mann nicht mehr lieben, sonst hätte ich ihn nicht ins Pflegeheim gegeben.«

Das ist eine sehr typische Situation für Angehörige von schwer pflegebedürftigen Menschen. Insbesondere, wenn es um den Partner geht und wenn zu wenig Entlastung möglich ist. Auf die eigene Überforderung reagieren wir normalerweise mit Wut. Wenn man diese aber aus moralischen Gründen nicht zuzulassen wagt, wird man nur noch Schuldgefühle verspüren und außerdem meinen, alle Liebe sei entschwunden.

»Sie haben die Liebe zu Ihrem Mann bei extremen Belastungen auch früher nicht immer spüren können. Das ist ganz normal. Jetzt kommt dieser Zustand naturgemäß viel öfter. Und Sie können kaum vermeiden, sich deshalb schuldig zu fühlen. Was ebenso normal ist.«

Ich rede weiterhin eindringlich. Doch Aimée schweigt wieder.

»Ich wiederhole! Wir sind hier nicht in einem Kurs für *political correctness* oder für irgendeine Moral! Und wir können unsere Gefühle nicht wählen, höchstens unterdrücken! Sie haben noch andere Gefühle und Gedanken! Sie brauchen sich hier nicht als Übermensch darzustellen! Können Sie sich wirklich nicht eingestehen, dass Sie öfter einfach genug haben?«

Aimées Miene wirkt gequält. Sie rutscht auf ihrem Sessel hin und her. Nestelt hilflos in ihrer Handtasche. Sie scheint selbst nicht zu wissen, was sie sucht. Ich lasse sie gewähren. Mir ist klar, dass sie Zeit braucht, um den Mut und das Vertrauen zu finden, sich noch weiter zu öffnen und die so sehr mit Scham und Schuldgefühlen behafteten Gedanken freizugeben. Schließlich schafft sie es!

»Manchmal wünsche ich, er würde jetzt endlich sterben! Er wäre dann von seinem Leid erlöst.«

Sie wirkt konsterniert. Scheint sich zu fragen, ob sie so etwas Ungeheuerliches sagen darf. Ich nehme den Faden auf, den sie mir damit in die Hand gelegt hat:

»Ja, er wäre von seinem Leid erlöst. Und auch Sie wären erlöst! In Ihrer Situation sind solche Wünsche und Gedanken doch völlig normal. Selbst der liebe Gott würde das verstehen!«

Jetzt platzt das Gefäß unter all dem Überdruck. Plötzlich bricht es aus ihr heraus. Und mit viel mehr Wucht, als selbst ich es von der zarten Dame erwartet hätte:

»Manchmal denke ich, du verdammtes Arschloch, wie lange willst du das eigentlich noch durchziehen! Es ist genug, kratz doch endlich ab!«

Aimée hält inne. Ihre Miene wirkt starr. Schon wechselt der Ton wieder.

»Ich fühle mich als das elendste Geschöpf mit der hässlichsten Seele auf dieser Erde!«

Auf diese letzte Bemerkung will ich nicht eingehen.

»Reden Sie weiter! Sie haben noch längst nicht alles gesagt!«

Die Vermutung erweist sich als zutreffend:

»Die Schimpfwörter befreien mich! Doch das kann ich ja nur, wenn ich allein im Auto bin! Manchmal wird die Verzweiflung so groß, dass ich anhalten muss, um es so richtig herauszuschreien. Nachher wage ich nicht mehr, den Menschen in die Augen zu schauen. Ich empfinde mich als die böseste Kreatur, die es gibt.«

»Das hat mit elender, böser Kreatur gar nichts zu tun! Sie sind einfach ehrlich.«

Zum Glück bleibt noch Zeit, das Gefühlschaos in ihr ein wenig näher anzuschauen und zu ordnen. Die Entlastung ist deutlich spürbar. Zwar sind Ängste, Schuldgefühle und Zweifel damit nicht einfach weg. Aber eine große Erleichterung ist Aimée anzusehen, als sie sich verabschiedet.

»Danke!«, sagt sie noch, als wir uns die Hand reichen. Es ist ein sehr herzliches, fast inniges Danke.

Sechs Wochen später kommt sie zur nächsten Konsultation:

»Nach der letzten Sitzung habe ich so viel Nähe zu meinem Mann verspürt wie seit vielen Monaten nicht mehr! Etwas in mir war wie befreit. Und ich hatte wieder viel mehr Kraft.«

»Wundert Sie das?«

»Nein, eigentlich erstaunt es mich nicht. Aber die Schuldgefühle kommen doch immer wieder.«

Es ist mir klar, dass ich Aimée immer und immer wieder sagen muss, dass sie die Schuldgefühle nicht loswerden wird. Vielmehr soll sie lernen, damit zu leben.

»Die werden immer wiederkommen, das gehört in solchen Situationen zu Ihnen, wie es zu uns allen gehört!«

Aimée kommt weiterhin in größeren Abständen zur Beratung. Ganz ohne Unterstützung schaffe sie es nicht, sagt sie.

Die Ansicht ist verbreitet, wenn man jemanden liebt, könne man nicht gleichzeitig wütend sein. Die Wut töte die Liebe, meint man. Das Gegenteil gilt. Wir können nicht wählen, ob wir ein Gefühl haben wollen oder nicht. Wenn wir Wut unterdrücken, kann sie nicht mehr vergehen, und Schuldgefühle nehmen in unserem Bewusstsein den Platz ein. Dann ist die Liebe oft kaum mehr spürbar.

Als junger Psychiatrie-Assistent erlebte ich einen traumhaften Aufenthalt am *Esalen Institute* in Big Sur, Kalifornien. Dort ließ ich mich von Ruth Cohn und Jim Simkin in Gestalttherapie ausbilden. Und ich unterzog mich der schmerzhaften, aber körperlich ungemein befreienden Massage von Ida Rolf. Das Leiden beim Rolfing, der überwältigende Anblick der steilen Felsküste des Pazifiks und das Getöse der sich daran brechenden Wellen: All diese Erinnerungsbilder sind für mich in geradezu magischer Weise mit einer zentralen Technik der Gestalttherapie verschmolzen:

Wenn jemand sagt: »Ich fühle mich schuldig *(I feel guilty)*«, soll er diese Aussage ersetzen durch: »Ich bin wütend *(I resent)*.« Diese therapeutische Technik begleitet mich jetzt 40 Jahre, und sie hat kaum je versagt.

GRÜEZI, ANOUK!

Jetzt ist es endgültig heraus: Ein Psychiatrie-Chefarzt in der Schweiz macht Geistheilexperimente und arbeitet mit »Hellsichtigen« zusammen. Ich kann mich der Angebote einschlägig Begabter schon nicht mehr erwehren. Fast wöchentlich erreichen sie mein Büro. All diese Leute wollen in einer Klinik ihr Können beweisen. Ich fühle mich überfordert, entwickle Widerstand, beginne mich zu ärgern. Ich habe sowieso keine Kapazitäten mehr. Und ich erwarte nicht, noch irgendetwas Neues zu erfahren.

Da kommt eines Tages eine lange E-Mail herein. Die liest sich irgendwie anders als die üblichen Anfragen:

»Ich habe noch nie mit einem Arzt, einem Psychiater oder Psychologen darüber gesprochen, was ich sehen und wie ich den Menschen helfen kann. Und für diese E-Mail an Sie habe ich zwei Tage gebraucht.«

Und warum jetzt gerade an mich, frage ich mich. Doch die Antwort kommt schon beim Weiterlesen.

»Frau XY hat mir geraten, mich unbedingt bei Ihnen zu melden.«

Die Frau XY kenne ich gut: Sie ist Journalistin und an ungewöhnlichen Storys interessiert. Aber sie ist auch Theologin und meinen psychiatrischen Geistheilexkursionen gegenüber ziemlich kritisch eingestellt. Warum also sprach gerade sie die Empfehlung aus?

Die Interessentin schreibt weiter, sie sei seit ihrer Kindheit hellsichtig und habe mit etwa 14 Jahren angefangen, Leute zu beobachten und zu beraten. Auf dem elterlichen Campingplatz habe sie die Gäste empfangen und betreuen müssen und dabei viel »geübt«. Heute helfe sie Menschen, die ihren Rat suchen.

Ich werde neugierig. Lade Anouk Claes, so heißt die Verfasserin der Nachricht, zu einem Gespräch ein. Als der Termin gekommen ist, suche ich im Wartezimmer nach einer Person, die wahlweise in zartes Pastell oder Regenbogenfarben gewandet ist. Niemand da! Eine jüngere Frau jedoch erwidert meinen Blick. Sie ist modisch, aber diskret gekleidet.

Ist sie das etwa?

»Grüezi, sind Sie d' Frau Kläs?«

»Ja, äh, es wird als Klaas ausgesprochen. Es ist ein belgischer Name.«

Schüchtern und selbstbewusst zugleich. Ungewöhnlich in diesem Metier.

»Entschuldigung.«

Ihre ausgedruckte E-Mail in der Hand, geleite ich diese wandelnde Ambivalenz in mein Sprechzimmer.

»Sie sprechen Hochdeutsch?«

»Ja, aber ich verstehe auch Schweizerdeutsch.«

»Warum wollte Frau XY, dass Sie sich bei mir melden?«

»So genau weiß ich das nicht. Als sie von meiner Tätigkeit erfuhr, riet sie mir, mich bei Ihnen zu melden.«

Es entwickelt sich ein Gespräch, das meine Neugier noch weiter steigert. Ein paar Aussagen vergesse ich nicht mehr:

»Ich habe nicht das Ziel, die Menschen zu heilen, indem ich ihnen die Hände auflege oder sonst wie Energie übertrage. Ich möchte den Menschen helfen, sich selbst zu heilen, indem ich ihnen mitteile, was ich mit meinen besonderen Fähigkeiten sehen kann und wie ich das verstehe.«

Interessant! Ich will ja selbst auch stärker die Hilfe zur Selbstheilung fördern und vom Handauflegen eher wegkommen.

Noch ein überraschendes Statement:

»Ich meditiere nicht, ich gehe auch nie in Trance. Für diese Arbeit brauche ich ein klares und nicht ein gedämpftes Bewusstsein. Ich mache stattdessen Konzentrationsübungen und Computerspiele.«

Bisher haben die Medien und Heilerpersonen, die ich näher kennenlernte, ausnahmslos Wert auf Meditation gelegt. Für das Heilen und das Channeln jenseitiger Botschaften müsse man das ichhafte Bewusstsein loslassen und sich als Kanal hingeben, heißt es meistens. Ich bin mir dabei regelmäßg etwas minderwertig vorgekommen, da ich mit dem Meditieren nie Erfolg hatte. Und schon vor Jahrzehnten habe ich erkannt, dass ich als »Kanal« definitiv nicht geeignet bin. Ich hasse es, die eigene bewusste Steuerung meines Bewusstseins aufzugeben. Das hatte ich schon als Student beim Experimentieren mit Cannabis realisiert. Darum wurde ich auch nie ein erfolgreicher Drogenkonsument. Ich mag mein kritisches Denken nicht aufgeben und mir von irgendwelchen Instanzen, seien sie diesseitig oder jenseitig, irgendwelche Bilder und Botschaften unterjubeln lassen. Da sehe ich auch den großen Unterschied zwischen Medialität alter Schule einerseits und fast allen Formen der Psychotherapie andererseits. Hauptsächlich deshalb werden diese sogenannten spirituellen Ansätze von der Mehrheit der Psychiater und Psychotherapeuten abgelehnt. Trotzdem hätte ich nie auf die Behandlung meiner Prostata durch Ester, die sich in Trance befand, verzichten wollen. Ein Dilemma, das ich bisher nicht auflösen konnte ...

Medien und Geistheiler, die in Volltrance arbeiten, scheinen wie von einer anderen Bewusstseinsinstanz gesteuert. Das dürfte für die Betreffenden massiven Stress bedeuten, nehme ich an. Interessant ist, dass der Anthroposophie-Begründer Rudolf Steiner behauptet hat, es werde in Zukunft eine Hellsichtigkeit geben, bei der die geistigen Wahrnehmungen bei vollem, klarem Ichbewusstsein erfolgen. Diese »neue« Hellsichtigkeit werde sich auch nicht an der jeweils aktuellen Weltanschauung orientieren. Und die Botschaften und Visionen aus der geistigen Welt würden weniger durch Bilder dargestellt, die unser Gehirn aus der physischen Umwelt aufgenommen hat.

Kann es sein, dass diese Frau eine solche neuzeitliche Form der Hellsichtigkeit mit klarem Bewusstsein praktiziert?

Ich weiß es nicht. Aber schon mit diesen Überlegungen ist meine Entscheidung gefallen. Ich mache ihr ein Angebot zur Zusammenarbeit. Zunächst geht es darum, bei der gemeinsamen Beratung von Patienten Erfahrungen zu sammeln:

»Sie können bei allen meinen eigenen Patienten, die einverstanden sind, mit dabei sein, wenn Sie das möchten. Zahlen kann ich Ihnen allerdings nichts, jedenfalls zunächst nicht.«

Anouk sagt ohne Zögern zu.

Wird das für mich wieder Streit mit Kollegen und Behörden geben?

Mir ist klar, ich will keine Kämpfe mehr. Ich werde die Zusammenarbeit mit dieser Hellsichtigen nicht an die große Glocke hängen. Es geht nur um meine eigenen Patienten, die eine Erfahrung mit einem Medium machen möchten. Außerdem stehe ich zwei Jahre vor der Pensionierung. Auch diejenigen, die meine Experimente bisher bekämpft haben, kennen mich als hartnäckigen Widersacher. Sie werden nicht ohne zwingenden Grund einen neuen Streit vom Zaun brechen. Besser dieses sture Ekel von Chefarzt mit seinen verrückten Ideen einfach die zwei Jahre noch aushalten, werden sie denken. Die Verantwortung für meine Patienten bleibt ohnehin allein und vollständig bei mir.

Die junge Dame erscheint mir ziemlich rätselhaft, doch ich bin gespannt und freue mich auf unsere gemeinsame Arbeit. Einer meiner Patienten ist ein Banker von knapp 50 Jahren. Die ersten zwei Sitzungen finden ohne Anouk statt. Er leidet seit zwei Jahren ohne ein äußeres Trauma unter starken Schmerzen im Rücken mit Ausstrahlung bis in die Füße. Eine neurochirurgische Operation zur Erweiterung des Rückenmarkkanals und nicht wenige psychotherapeutische Interventionen hat er schon hinter sich gebracht – ohne dauerhaften Erfolg. Er ist mittlerweile auch beruflich in einer schwierigen Situation.

»Ich habe ziemlich schnell Karriere gemacht, bis zum Direktor. Vielleicht war ich nicht immer der rücksichtsvollste Kollege und Vorgesetzte. Wenn ich jetzt Schwäche zeige, bin ich gleich weg vom Fenster«, klagt er mir schon bei der ersten Konsultation sein Leid. »Ich habe darum eine doppelte Bürde mit nicht auszuhaltenden Schmerzen und dem Zwang, mir absolut nichts anmerken zu lassen. Besonders quälend ist jetzt das ständige Brennen der Fußsohlen.«

Ich gebe ihm ein paar Tipps, die schon einmal spürbare Erleichterung bringen. Und ich erfahre in der zweiten Sitzung mehr über seinen privaten Hintergrund. Er wohnt mit Frau, Tochter und seiner zunehmend dementen Mutter in einem Einfamilienhaus auf dem Land. Seine Ehefrau fühlt sich von der Pflege ihrer Schwiegermutter ausgebrannt und weigert sich, diese Arbeit weiterzuführen. Der Patient findet jedoch nicht den Mut und die Kraft, seine Mutter in ein Pflegeheim zu bringen. Überhaupt fühlt er sich oft müde und kraftlos. Außerdem macht auch die aufsässige Tochter Probleme.

Mit seinem Einverständnis ist bei der dritten Sitzung Anouk mit dabei. Allerdings bin ich gleich etwas irritiert. Ich habe erwartet, dass sie mindestens mit ihrem Mienenspiel und aktiver Beobachtung an dem Gespräch teilnimmt, auch wenn sie vielleicht nichts sagt. Doch sie sitzt da und verzieht keine Miene. Es gibt keinen Blickkontakt. Sie schaut irgendwo ins Leere.

Sie hat doch gesagt, eine ihrer Stärken sei das schnelle Erkennen von Gefühlen. Wie soll das gehen, wenn sie ständig an die Decke schaut?

Gemäß meinen Fachkenntnissen kann man grundsätzlich Tausende Varianten von Gesichtsausdrücken erkennen. Die Mimik ist zu einem großen Teil durch die Evolution bestimmt. Die wichtigsten Emotionen werden überall auf der Welt gleich ausgedrückt und entsprechend erkannt. Und diese Anouk scheint sich für Mimik und Gefühle ihres Gegenübers überhaupt nicht zu interessieren. Sitzt wie eine Sphinx einfach nur dabei. Ich beginne schon mit Enttäuschung zu reagieren, doch dann sagt sie mit ihrer leisen, sanften Stimme dem zugeknöpften Patienten auf den Kopf zu:

»Sie haben sehr viel Wut in sich, die Sie aber völlig unterdrücken.«

»Ich, Wut? Davon weiß ich nichts!«

Er lacht, wenn auch etwas zu laut, als dass es echt sein könnte.

»Wie ich sagte, Sie unterdrücken die Wut. Und Sie haben

sie in die Füße verschoben. Dort können Sie sie nicht mehr als Wut spüren, sondern nur noch als Schmerz und Brennen.«

Wer schaut jetzt verdutzter aus der Wäsche – der Banker oder ich? Sie hat wohl noch nicht einmal einen Blick auf sein Gesicht geworfen, um seine Mimik zu lesen, und dann macht sie so bestimmte Aussagen über seine Gefühle? Und sie behauptet gar, seine Wut befinde sich in den Füßen! Wie soll das gehen?

Pause. Nach etwas Nachdenken muss ich mir eingestehen, dass uns erstens die Mimik der Füße nicht vertraut ist und dass zweitens diese auch beim Bankdirektor in Schuhen und Socken verborgen sind. Anouk aber macht ungerührt weiter.

»Ist Ihnen bewusst, dass Ihre Lebenssituation viel Wut in Ihnen erzeugt? Sie glauben, sie zu unterdrücken sei Ihre einzige Möglichkeit. Sie schieben die Wut so weit weg wie möglich. Weiter weg als bis zu den Füßen geht aber nicht!«

Eigentlich nicht so unplausibel, was sie da von sich gibt. Könnte fast einer psychosomatischen Theorie entstammen.

»Die Energie, die Sie für das Unterdrücken benötigen, fehlt Ihnen für die Bewältigung Ihrer Aufgaben und Ihres Lebens. Darum sind Sie oft erschöpft. Und die verschobene Wut macht das qualvolle Brennen in Ihren Füßen.«

Der Patient ist etwas überrascht, scheint aber nicht wirklich erstaunt zu sein.

»Es ist wichtig, dass Sie Ihre Wut im Bauch spüren können, wo sie ihren Stammplatz hat. Das Verdrängen der Wut wird Ihnen dann nicht mehr Kraft rauben.

Ein Stammplatz für die Wut? Mit der Wut zu arbeiten ist für mich ja alles andere als neu. Aber dass die Wut einen Stammplatz haben soll, das höre ich jetzt wirklich zum ersten Mal!

Doch Anouk ist schon weiter.

»Versuchen Sie mit Ihrer Vorstellungs- und Gedankenkraft, Ihre Wut aus den Füßen hinauf zu verschieben, bis zum Bauch. Dann wird das Brennen ziemlich sicher verschwinden. Ich helfe Ihnen ein wenig dabei.«

Von diesem »Verschieben der Wut aus den Füßen in den Bauch« kann ich gar nichts erkennen, aber nach ein paar Minuten scheint Anouk mit dem Resultat zufrieden zu sein. Der Bankdirektor erhält die Anweisung, dies jeden Tag zu üben. Ich frage mich, wie man Gefühle erkennen kann, indem man in die Luft guckt? Und den Gefühlen Stammplätze zuordnet? Alles sehr neu und ungewohnt. Da stehen einige Erklärungen an.

Als der Banker nach vier Wochen nochmals zu einer Konsultation kommt, frohlockt er, die Beschwerden seien nur noch spurenweise vorhanden. Damit könne er leben. Wir sind alle recht zufrieden. Der Banker verspricht uns zum Dank eine sehr gute Flasche Wein. Super! Die Kollegen von der Chirurgie erhalten ja dauernd solche kleinen Geschenke. Wir Psychiater fast nie. Leider ist die Flasche dann doch nie eingetroffen.

Was aber viel wichtiger ist: Der Patient kann in der Folge mithilfe eines Sozialarbeiters unserer Klinik für seine Mutter einen Platz in einem Pflegeheim organisieren. Zumindest anfänglich besucht er sie dort jeden Tag.

Die erste gemeinsame Konsultation mit Anouk hat viel Erstaunen und noch mehr Fragen in mir ausgelöst. Diese Frau liest keine Mimik, wirkt allenfalls höflich an der Geschichte des Patienten interessiert – und macht doch Aussagen über seine Gefühle, die nicht zu leugnende therapeutische Wirkung erzielen?

Will sogar Gefühle in den Füßen erkennen können!

Aber anscheinend funktioniert es. Meine neue Mitarbeiterin wirkt in dieser Anfangszeit eher schüchtern und ängstlich.

Da fühle auch ich mich gehemmt, sie so direkt zu fragen, wie das denn genau läuft mit ihrer Hellsichtigkeit. Doch sie scheint mir zu vertrauen. Also frage ich drauflos.

»Wie ist das bei Ihnen, mit dem Erkennen von Gefühlen? Sie haben dem Mann ja kaum ins Gesicht geschaut. Und dann machen Sie Aussagen über unterdrückte Gefühle in den Füßen? Haben Sie da spekuliert, vermutet oder es irgendwie mit Ihrer Hellsichtigkeit erkannt?«

»Schon von klein auf habe ich fünf Gefühle beim Menschen gesehen: Liebe, Trauer, Glück, Wut und Eifersucht. Ich sehe sie immer an den gleichen Stellen. Es ist, wie wenn dort ein Platz für sie bestimmt ist, wie ein reservierter Stuhl. Liebe in der Herzgegend, Trauer etwa auf gleicher Höhe in der Mitte, Glück darunter und Wut im Bauch. Die Eifersucht oder den Neid sehe ich auf beiden Seiten etwa auf Höhe der Nieren.«

»Aber der Körper ist ja in Kleider und Schuhe verpackt. Wie können Sie denn da etwas sehen?«

»In der physischen Welt gibt es bestimmte Orte, und entsprechend ordnen wir unsere Wahrnehmungen. Die Informationen sind aber nicht physisch oder materiell. In der geistigen Welt gibt es keinen Raum und keine Zeit. Die Informationen – auch die über die Gefühle – lade ich geistig herunter, ähnlich wie ein Programm im Internet. So genau weiß ich auch nicht, woher die Informationen kommen. Aber dadurch kann man Gefühle ›sehen‹.«

Da brauche ich wohl noch einige Zeit, bis ich verstehe, wie das funktioniert.

Diese Frau löst Nachdenklichkeit, Verwunderung, aber auch Bewunderung in mir aus. Und ich fühle eine große Vertrautheit, die ich eigentlich nicht erklären kann. Es ist angenehm, mit ihr zusammen zu sein. Nur, dass es keinen

Händedruck gibt bei Begrüßung und Abschied, ist für mich gewöhnungsbedürftig. Insbesondere nach den vielen Umarmungen ihrer Kolleginnen. Aber abgesehen von dem vielen, das ich bei ihr noch nicht verstehe, decken sich unsere Ansichten über die Welt und die Menschen weitgehend.

Oder passt sie sich einfach so sehr an, dass ich diesen Eindruck bekomme?

Die Frage taucht immer wieder einmal in mir auf. Eine klare Antwort habe ich nicht. Bis heute nicht.

DELEGIERTER STERBEWUNSCH?

Der Mann, der da ziemlich verzweifelt vor uns sitzt, ist Mitte 60. Ein sehr differenzierter und gebildeter Mensch, gleichermaßen bewandert in den Natur- und Geisteswissenschaften. Seit Monaten hat er ein unerklärliches Problem am rechten Fuß, im Bereich des Sprunggelenks. Erst begann die Haut sich dunkel zu verfärben. Dann traten auch schmerzhafte Nekrosen auf, also ein Zelltod der Haut. Alle durchgeführten diagnostischen Abklärungen brachten kein Ergebnis über mögliche Ursachen. Die Blutzirkulation war normal und auch nicht schlechter als beim nicht betroffenen Fuß. Keine Ödeme, keine Allergie! Einfach null und nichts an Erklärung!

»Was habe ich dem Fuß denn angetan, dass er nicht mehr mitmachen will?«

Da sind Ärger, Ratlosigkeit, Ungeduld. Die seelischen Reserven des Mannes scheinen ziemlich erschöpft.

Diese meine Einschätzung sage ich dem Mann aber nicht.

»Es scheint ein Problem auf Ebene der Zellen zu sein«, bemerkt Anouk bald und versinkt in Schweigen. Um Informationen downzuloaden, wie ich annehme. Doch diese Annahme, so zeigt sich bald, ist nur teilweise richtig. Sie kommuniziert offenbar mit dem Fuß.

»Die Zellen sind verwirrt. Auch etwas frustriert.«

Frustrierte Zellen? So etwas höre ich zum ersten Mal!

Sie wird mein Staunen und Zweifeln ob ihrer Aussage doch wohl bemerkt haben? Aber gibt sie die weiteren Erklärungen jetzt für mich oder für den Klienten? Wohl für uns beide:

»Man kann den Zellen ein Symbol, ein Gesicht geben, wie einen Smiley. Diese Smileys kommunizieren dann mit ihrer Mimik.«

Aha, die Zellen kommunizieren als Smileys oder die Smileys als Zellen. Alles einfach und sonnenklar, nur nicht für mich!

Anouk ist in Fahrt. Sie tut, als bemerkte sie meine Zweifel nicht.

»Die Zellen sind verwirrt! Sie erhalten ambivalente, widersprüchliche Anweisungen. Sterben – und doch nicht sterben.«

Unser Klient schaut ziemlich perplex. Nach kurzem Zögern aber beginnt er zu erzählen.

»Ohne dass ich das wollte, hat sich eine Beziehung zu einer wunderbaren und wunderschönen Frau entwickelt, die 40 Jahre jünger ist als ich. Ich habe mich lange dagegen gewehrt, weil ich mir nichts Gutes vorstellen konnte, das aus so einer Beziehung als bleibend entstehen würde.«

Schon stockt er wieder. Verständnis heischend prüft er unsere Gesichter. Die scheinen in Ordnung, also fährt er fort.

»Aber die Frau ist sehr aktiv auf mich zugekommen. Schließlich hatte ich nicht mehr die Kraft zu widerstehen. Wir haben einige wirklich wunderschöne Wochen zusammen verbracht, und ich war so glücklich wie noch nie in meinem Leben!«

Da er weder Unverständnis noch Verurteilung in unseren Mienen findet, wagt er weiterzuerzählen.

»Doch schon bald kam die Frau zur Überzeugung, die ganze Beziehung sei ein riesiger Irrtum. Ich geriet in Panik, und in dieser Panik habe ich äußerst ungeschickt reagiert. Ich habe ihr wehgetan in meiner Verzweiflung – nicht nur seelisch, sondern schließlich auch körperlich.«

Scham, Reue, Verzweiflung. Alles scheint sich in seinem Gesicht zu versammeln. Doch er bricht die Geschichte nicht mehr ab. Der Drang zu erzählen ist jetzt so stark, dass wir ihm länger zuhören, ohne ihn zu unterbrechen.

»So kam es zu einem sehr abrupten Bruch. Die Frau hat den Kontakt von einem Tag auf den anderen total abgebrochen und auf kein Signal von mir mehr reagiert. Ich stürzte ins tiefste Elend. Alles war Nacht um mich herum. Alles ausgebrannt in mir drin, wie verkohlt, schwarz. Wochenlang lag ich wie tot in meiner Wohnung, total unfähig, irgendetwas zu unternehmen.«

Seine Stimme wird immer brüchiger, er zittert. Vergeblich versucht er, die Tränen zurückzuhalten.

Hoffentlich hält sein Herz durch. Sein Puls muss mindestens auf 150 sein!

»Ich träumte, ich sei mit der Frau durch einen Bluttransfusionsschlauch verbunden. Alles Blut floss von mir zu ihr. Das medizinische Personal war verschwunden, und das Blut lief und lief, bis ich keines mehr hatte! Selbst nach dem Aufwachen glaubte ich, ich würde jetzt sterben. Ich hatte auch nur noch diesen einen Wunsch: sterben! Ein Ende der schrecklichen Qual!«

Der Mann schluchzt jetzt so sehr, dass er vorerst nicht mehr weitersprechen kann. Er erzählt seine Leidensgeschichte zum ersten Mal, und es sind seine ersten Tränen seit langer, langer Zeit, wie er später sagt. Es tut ihm aber sichtlich gut, seinen Schmerz überhaupt jemandem mitteilen zu können. Dann macht er weiter:

»Ich bin viele Arten, mich umzubringen, in Gedanken durchgegangen. Aber es fehlte mir letztlich der Mut dazu. Allmählich überlegte ich mir, dass ich doch mitten in einer wichtigen Arbeit bin, die für viele Menschen hilfreich und wertvoll ist. So habe ich mich entschieden, doch weiterzuleben.«

Der Mann ist erschöpft, entspannt, erleichtert.

»Außer der Sache mit dem Fuß sind Sie gesund?«, hake ich nach.

»Ja und nein. Ich bin immer noch sehr schnell müde, muss mich viel öfter ausruhen als vor der Krise. Und bald nachdem ich die Arbeit wieder aufgenommen hatte, begann die Geschichte mit meinem rechten Fuß. Seither habe ich viel Zeit mit medizinischen Abklärungen und Therapieversuchen verloren.«

»Ihre Schmerzen und Ihren Wunsch zu sterben haben Sie damit so weit von sich weggeschoben, wie es nur geht«, schaltet sich Anouk nun wieder ein. »Am weitesten entfernt von Ihrem Herzen sind die Füße. Dorthin, das heißt in den rechten Fuß, haben Sie all Ihre Schmerzen und Trauer geschoben. Bei den Zellen sind zwei widersprüchliche Botschaften wirksam, nämlich sterben und weiterleben.«

Vermitteln wir den Zellen so direkte Botschaften? Oder ist das eher therapeutisches Kalkül, weil sie annimmt, er werde ihr in seiner Verzweiflung so gut wie alles abnehmen?

»Die Botschaft ›sterben‹ als emotionale Information wirkt aber stärker als die Willensentscheidung, doch weiterzuleben. Die Zellen machen also nur das, was sie als Hauptanweisung empfangen: eben zu sterben.«

»Was Sie mir erzählen, ist etwas ungewohnt. Aber ich glaube, ich verstehe es. Nur, warum bin ich ständig so schnell müde?«

»Dieses Wegschieben der Trauer und des Schmerzes kostet viel Energie, und das ist der Grund für Ihre Kraftlosigkeit.«

Durch das Erzählen seiner Misere ist der Mann unwillkürlich wieder in Kontakt mit seinen Gefühlen gekommen. Er hat Trauer und Schmerz zugelassen, und die sind jetzt, wie Anouk behauptet, wieder hauptsächlich an ihrem Stammplatz in der Brust. Vorbei sind sie nicht. Sie kommen und gehen. Wenn der Schmerz zu stark wird, unterbricht der Mann seine Arbeit und verkriecht sich für ein oder zwei Stunden im Bett, um nachher wieder weiterzuarbeiten. Der Fuß heilt langsam ab. Es bleiben einige Narben und Verfärbungen aufgrund der bereits abgestorbenen Zellen.

Eigentlich ist das, was hier geschah, Psychosomatik. Und ein therapeutisches Schnellverfahren. Ich kann nur die Wirkung beurteilen, und die bestätigt Anouks Ansicht und ihr Vorgehen. Ich bin ziemlich sicher, dass ein ähnlicher Effekt auch in einer eher klassischen, aufdeckenden Psychotherapie möglich gewesen wäre. Nur hätte es wohl viel länger gedauert.

DAS COLA-PARADOX ODER: *MIND OVER MATTER?*

Wir Berater sind aufgerufen, unseren Klienten gegenüber eine professionelle Distanz zu wahren. Gleichzeitig reagieren wir auf deren Nöte und Probleme wie ganz normale Menschen. Aus diesem Dilemma herauszufinden ist nicht immer leicht, und wenn es einmal nicht so recht gelingen will, mit der eigenen Betroffenheit hinter dem Berg zu halten, dann kann das anschließend einiges Grübeln auslösen.

Eine noch nicht sechzigjährige Frau, selbst als Heilpraktikerin tätig, kommt in Begleitung ihrer Freundin zur Beratung. Schon vor etwa fünf Jahren habe sie in der rechten Brust eine kleine Verhärtung bemerkt.

»Ich bin aber deswegen nicht in Panik geraten. Man sollte ja nicht gleich das Schlimmste befürchten. Ich habe mir gedacht, der kleine Knoten ist sicher harmlos. Der wird schon wieder verschwinden.«

Wie meistens bei meinen gemeinsamen Konsultationen mit Anouk leite ich das Gespräch ein. Anamnese nennen wir Ärzte das: Bestandsaufnahme.

»Und, ist der Knoten wieder verschwunden?«

»Nein. Darum bin ich nach einiger Zeit zu meiner Hausärztin gegangen. Zu ihr habe ich großes Vertrauen. Sie setzt auf die Komplementärmedizin und steht der Schulmedizin kritisch gegenüber. Da finden wir viele Gemeinsamkeiten in unseren Ansichten über Gesundheit und Krankheit.«

Ich ahne etwas. Will aber noch nicht so recht dran glauben. »Was hat Ihre Hausärztin gemacht? Wie hat sie Sie untersucht?«

»Sie hat den Knoten gleich gescannt.«

Der Ausdruck »scannen« macht mich stutzig und verstärkt meinen Verdacht. Es ist kaum anzunehmen, dass eine normale Hausärztin das erforderliche bildgebende Verfahren eingesetzt haben könnte, um einen Tumor, wie er von der Patientin beschrieben wurde, sicher zu diagnostizieren. Schon aus Kostengründen sind diese Geräte Krankenhäusern und medizinischen Zentren vorbehalten. Also bohre ich nach.

»Sie hat den Knoten also gescannt. Was genau meinen Sie damit?«

»Sie verfügt über ein spezielles Testgerät, das den Energiezustand und die Ausstrahlung des Körpers misst. Das Resultat ergab, es müsse wohl eine Fettgeschwulst, also etwas Ungefährliches sein.«

Ich versuche meine Betroffenheit zu verbergen. Einen Knoten in der Brust ohne weitere Abklärungen für harmlos zu erklären erscheint mir doch fragwürdig, nein, fahrlässig.

»Was haben Sie dann weiter gemacht?«

»Wir sind uns schnell einig geworden, nichts weiter zu unternehmen. Der Körper wird ja von jeder technischen Untersuchung oder Operation auch nachteilig beeinflusst.«

Der Knoten wurde langsam größer. Es kam zu Einziehungen der Haut über der Stelle und zu einer schmerzhaften Schwellung unter dem Arm.

»Meine Ärztin riet schließlich zu einer Abklärung in der Tumordiagnostik. Aber das habe ich abgelehnt. Ich habe mir davon keinen Vorteil versprochen. Wir kennen ja alle den schlechten Ruf der Schulmedizin.«

Sie schaut mich Zustimmung erheischend an. Aha, offenbar habe ich bei ihr schon meinen Ruf weg. Da muss ich sie allerdings enttäuschen.

»Was meinen Sie damit?«

»Sie haben ja in Ihrem Buch selbst geschrieben, dass in der Schulmedizin ein einseitiges Menschenbild vorherrscht.«

Einseitig ist wohl eher ihre Interpretation meiner Aussagen! Es ist Zeit für eine Richtigstellung.

»Stimmt. Aber ich habe bestimmt nicht geschrieben, dass ein ganzheitliches Menschenbild vor Krebs *schützt*. Und ebenso wenig, dass die Schulmedizin nicht meistens hilfreich bei ernsthaften Erkrankungen wäre!«

Das kommt nun überhaupt nicht gut an. Der Gesichtsausdruck der Klientin verrät Ablehnung. Die Freundin begleitet ihre Äußerungen mit lebhaftem Mienenspiel. Sehr deutlich offenbaren beide Enttäuschung und Widerstand. Einen Moment lang glaube ich, gleich stehen sie auf und verlassen die Praxis. Doch die Ratsuchende entschließt sich weiterzumachen. Sie fährt fort mit ihrer Schilderung:

»Vor zwei Jahren habe ich mich dann doch – gegen meine Überzeugung – zu einer Abklärung in der Onkologie drängen lassen. Die Ärzte haben mir gleich Angst gemacht. Ich hätte Krebs im fortgeschrittenen Stadium. Man müsse deshalb sofort eine große Operation vornehmen und dabei die Brust und die Lymphknoten unter dem Arm entfernen. Und nachher gebe es Chemotherapie und vielleicht auch Hormone!«

Die enorme Schockwirkung dieser Eröffnung ist bei der Patientin noch immer spürbar. Ich nicke zustimmend und signalisiere mein Verständnis:

»Diese Aussicht muss sehr erschreckend für Sie gewesen sein.«

»Total schockierend! Ich habe die Klinik sofort verlassen, um mir über mich und die Situation Klarheit zu verschaffen. Diese Klarheit ist schnell gekommen. Noch vor dem Spital habe ich laut gerufen: ›Ich will leben!‹«

Gott sei Dank hat sie sich also doch noch umstimmen lassen!

»Und was ist bei der Operation herausgekommen?«

Jetzt schaut die Freundin richtig feindselig. Und die Klientin spricht im Brustton der Überzeugung:

»Ich habe gesagt: ›Ich will leben!‹, also habe ich mich bestimmt nicht operieren lassen!«

Habe ich diese Frau richtig verstanden? »Leben wollen« heißt für sie »keine Operation«?

Verwirrung, Unverständnis und Ärger zwingen mich zu einer kleinen Pause, in der ich meine Gefühle zu ordnen versuche, bevor ich fortfahre:

»Ach, Sie haben sich nicht operieren lassen? Was haben Sie denn als Nächstes gemacht?«

Die Frau fühlt sich zu einer Rechtfertigung gedrängt.

»Die Operation allein hätte sowieso nicht viel gebracht. Und sicher lasse ich mich nicht mit Chemotherapie vergiften. Da könnte ich mich ja gleich selbst umbringen.«

Streiten bringt nichts. Vor allem nicht im Nachhinein.

Wieder eine Kunstpause. Ich kämpfe gegen den inneren Drang, ihr argumentativ etwas entgegenzusetzen. Ich weiß ja, es wäre nutzlos. Ärgere ich mich ein bisschen über Anouk, meine Co-Beraterin, weil sie die ganze Zeit einfach schweigend danebensitzt? Die Patientin erzählt nun von sich aus weiter:

»Es gibt heute so viele sanfte Alternativen, die nicht so gewalttätig vorgehen wie die materialistische Schulmedizin. Spirituelle Ganzheitlichkeit geht der ja total ab!«

Da muss ich ihr natürlich recht geben. Für milde Methoden ist in der Schulmedizin in der Tat wenig Platz. Schon gar nicht bei Krebs. Kein Zufall also, dass es heute ein kaum mehr zu überblickendes Angebot sanfter »Alternativen« gibt. Und die Frau vor mir hat eine ganze Reihe von ihnen ausprobiert – von Komplementärmedizin bis hin zum geistigen Heilen. Dann noch Ernährungsumstellung, Handauflegen, Aufarbeitung seelischer Traumata, Auflösung karmischer Belastungen und womöglich noch etliches mehr. Es sind ihr Botschaften verabreicht worden wie: Der Körper ist wieder entgiftet, die Energien fließen wieder, die seelischen Wunden sind jetzt geschlossen, die karmischen Belastungen endlich aufgelöst. Wie oft mag sie gehört haben, es könne wieder alles gut werden, und sie solle bloß die Zuversicht nicht verlieren?

Wurde der Patientin also falsche Hoffnung gemacht? Aber wahrscheinlich hätten diese Therapeuten ihr sonst noch mehr Angst eingejagt und ihr allen Mut genommen. Einzig die Schulmedizin ist ja verpflichtet, und das schon aus Haftungsgründen, die volle, oft schockierende Wahrheit mitzuteilen. So, wie sie sich nach sorgfältiger ärztlicher Abklärung darstellt. Alles andere ist im genauen Wortsinne »komplementär«, also ergänzend. Wer ernstlich krank ist und das »Komplementäre« zur Hauptsache erhebt, zockt mit dem Schicksal.

Unsere Klientin wendet sich nunmehr ganz offen Anouk zu, auf der jetzt all ihre – vermutlich letzte – Hoffnung ruht.

»Die Zellen haben sich in den zwei Jahren aber noch immer nicht zu gutem Wachstum verändern lassen! Bitte helfen Sie mir, die bösartigen Zellen umzustimmen!«

Die Formulierung »die bösartigen Zellen umstimmen« löst bei mir noch größere Betroffenheit aus. Damit ist die Situation geklärt. Rein vom Gesprächsverlauf her sollte dies der Augenblick sein, an dem Anouk sich in den Dialog einschaltet. »Zellen« – das ist doch ihr Thema. Ich bin gespannt, wie sie sich hier einbringen wird. Aber offenbar gibt es hier jetzt nichts »herunterzuladen«. Anouk schweigt. Sie lächelt ein wenig, schaut die Klientin freundlich an. Vertraut sie darauf, dass ich die Situation irgendwie rette?

Diese schwer kranke Frau ist von sehr weit hergekommen, weil sie sich erhofft, jemand wie Anouk würde den Krebs doch noch dazu bringen können, sich wieder in gesundes Gewebe zu verwandeln. Die Enttäuschung ist programmiert. Anouk und ich tauschen einen kurzen Blick aus. Nein, der Mensch, der da voller Verzweiflung vor uns sitzt, wird nicht mehr die Kraft haben, plötzlich umzudenken! Der Glaube an die Macht des Geistes über den Körper bleibt ihr als einzige Hoffnung – und dass ein Mensch wie Anouk über diese Macht verfügen müsste …

Mit Verzweiflung und Hoffnung gleichzeitig fixieren beide Frauen jetzt die Person, der sie ganz offensichtlich eine übernatürliche, heilende Geisteskraft unterstellen. Langsam werde ich doch etwas ungeduldig. Wann wird Anouk endlich etwas sagen? Hier ist doch eine Richtigstellung fällig! Anouk bringt tatsächlich die Wende im Gespräch, allerdings anders, als wohl alle im Raum es erwartet hätten.

Sie greift beiläufig in ihre Handtasche und entnimmt ihr eine kleine Colaflasche. Sie öffnet sie, trinkt ein wenig und stellt sie dann neben sich auf den Boden. Dabei schaut sie die

Kranke immer noch schweigend, aber offen und teilnahmsvoll an. In deren Gesicht und in dem der Freundin zeigt sich jetzt Erstaunen, ja richtiggehendes Entsetzen. Sie starren auf Anouk, dann auf die Cola und wieder zurück. Es scheint, dass die beiden Frauen nicht glauben können, was sie sehen. Anouk sagt auch jetzt nichts.

Sie nimmt wohl an, ich werde schon einen Ausweg finden, um die Situation zu retten?

Doch leider, eine kluge Bemerkung, mit der die Situation überbrückt werden könnte, fällt mir nicht ein. Also frage ich, um die Pause irgendwie zu beenden:

»Sie beide trinken wohl keine Cola?«

Was für eine Frage! Bei der Patientin öffnen sich alle Schleusen.

»Cola! Nein, natürlich nicht! Das gehört doch zu den schädlichsten Dingen überhaupt. Von körperlichen Schäden einmal abgesehen, erzeugt Cola im Körper Zellen von dunkler Energie! Diese dunkle Energie wird ausgestrahlt! Und als Folge davon wird man von negativen Wesen angegriffen!«

Damit ist allen Anwesenden völlig klar: Die Umstimmung der bösartigen Zellen ist hier und jetzt als Thema erledigt. Und das, was sich gerade in exemplarischer Weise abgespielt hat, hat für Anouk und mich ein für alle Mal seinen Namen weg: das »Cola-Paradox«.

Im naiven Glauben an die Macht des Geistes über die Materie schlummert ein eklatanter Widerspruch: Totale Selbst-Ermächtigung und völlige Selbst-Entmachtung – wie soll das zusammenpassen? Wie kann das denn sein: Unser Bewusstsein soll einerseits die Macht haben, Krebs verschwinden zu lassen, andererseits aber völlig machtlos gegenüber einer koffeinhaltigen Brause sein? Nicht nur das Wachstum von Krebszellen soll der Geist verhindern können. Nein, auf spirituellem Wege soll sogar eine schon vorhandene, große Krebsgeschwulst wieder in gesundes Gewebe verwandelt werden! Andererseits aber wird unterstellt, dass unser Geist zu schwach ist, um zu verhindern, dass wir uns mit dem Genuss einer schlichten Cola nicht mehr gutzumachenden Schaden zufügen …

Hellsichtigkeit war in diesem Fall nicht nötig, um zu dem Schluss zu gelangen, diese Klientin würde auf keinen Fall ihre fatale Überzeugung aufgeben. Ich aber bin Arzt, und ich will nichts unversucht lassen, um die Chancen auf ein Überleben zu erhöhen, auch wenn jeder Eindruck dagegen zu sprechen scheint, dass es mir gelingen könnte. Viel mehr, als mich in einem dieser typischen Appelle zu versuchen, ist gleichwohl nicht drin:

»Inwieweit die Schulmedizin Ihnen in diesem Krankheitsstadium noch helfen kann, weiß ich nicht«, sage ich zur Kranken, »aber ich bin sicher, dass Sie dort jetzt am ehesten Hilfe erwarten können.«

Die Retourkutsche für so viel Naivität, angesichts der offensichtlichen Unbeirrbarkeit beider Frauen, erfolgt umgehend.

»Wie können gerade Sie so etwas sagen!«, faucht mich die Klientin an. »Das sind doch Mörder, in der Schulmedizin! Unser letzter Kongress hat erneut deutlich gezeigt, wie die uns mit ihrer Chemie vergiften! Was ich von Ihnen selbst gehört und gelesen habe, gab mir den Glauben, Sie seien eine große Ausnahme unter den Ärzten. Sie seien spirituellen Wegen gegenüber aufgeschlossen. Ich bin maßlos enttäuscht von Ihnen!«

Sie lässt sich nicht beruhigen, und heftiges Nicken der Freundin schürt noch die Empörung. Beide würden wohl am liebsten aufspringen. Doch die Kranke kann nicht mehr, sie ist zu schwach. Ich stehe schnell auf und will ihr hochhelfen.

Doch sie wendet sich wie angewidert von mir ab. Am Arm ihrer Freundin verlässt sie die Praxis, ihr Gesicht verzerrt vor Zorn und Enttäuschung. Auf uns? Auf ihr schweres Schicksal?

Ich fragte mich anschließend, ob ich mir Vorwürfe machen sollte. Dafür, dass ich glaubte, diese Frau auch noch belehren zu müssen. Oder habe ich auch damit nur meine Pflicht getan? Wie geht man als helfende Instanz mit so einer Situation um? Ob Arzt, Psychologe oder Sozialarbeiter: Wir alle kennen das Gefühl der Unsicherheit, ja Machtlosigkeit, wenn die Hilfe, die wir anzubieten haben, nicht ankommt bei Klienten, die in Not sind.

Betroffenheit löst Nachdenken aus. Was habe ich aus dieser Episode gelernt? Die Haltung dieser beiden Frauen war extrem, aber nicht etwa ungewöhnlich. Ich selbst verspüre, nicht zuletzt auch aufgrund eigener direkter Erfahrungen mit dem Unerklärbaren, durchaus Empathie mit ihnen. Gleichzeitig ermöglicht mir meine langjährige gedankliche Beschäftigung damit aber auch eine Distanz, die ich als sehr wohltuend empfinde.

Eine weitere Vorhersage des Begründers der Anthroposophie kann in diesem Zusammenhang in Betracht gezogen werden. Rudolf Steiner meinte schon vor etwa einhundert Jahren, ursprünglich esoterisches – also exklusives, ja geheimes – Wissen werde zunehmend exoterisch: also zur *public domain,* um einen modernen Ausdruck zu gebrauchen. Und so ist es gekommen. Eigentlich ist Esoterik heute Exoterik, eben Allgemeingut, geworden. Die Gegner der Esoterik müssten also genau genommen über die Exoterik schimpfen, aber das ist nur ein Nebenaspekt.

Denn da stehen wir heute: Esoterik ist zum Massenphänomen geworden – und damit den gleichen Verflachungen und Verwässerungen unterworfen wie jedes einigermaßen komplexe geistige System, das dennoch für jedermann zugänglich sein soll. Der naive Glaube an die Macht des Geistes über die Materie – *mind over matter* im aktuellen Jargon – gehört mittlerweile so selbstverständlich zur Gegenwartskultur wie der flache, rigide Materialismus. Mit dem Unterschied, dass Letzterer immer noch als Teil der Leitkultur gilt und sich höchstens dann zu rechtfertigen hat, wenn seine negativen Seiten das Alltagsleben massiv zu stören beginnen, zum Beispiel in Form einer Bankenkrise.

Die idealistische Metaphysik dagegen hat ausgedient, findet allenfalls noch in philosophischen Kolloquien statt. Das Bedürfnis des Menschen, bei Kräften Hilfe zu suchen, die größer sind als er selbst, ist tief in ihm verwurzelt, ist unausrottbar. Warum auch Schluss machen damit? Es gibt sehr wohl gut dokumentierte und kritisch analysierte Beispiele von Menschen, die mit ihrer Geisteskraft offensichtlich eine gewisse Herrschaft über den Körper ausüben konnten beziehungsweise können. Nur sollte man nicht glauben, es würde sie häufig geben, und sie vermöchten jederzeit Wunder zu wirken wie der liebe Gott im Himmel.

Mit dem Glauben an eine »Hilfe von oben« – und sei es durch die Vermittlung eines Menschen, dem man einen heißen Draht dorthin unterstellt – einher geht oft die Überzeugung, dass man selbst völlig schwach und hilflos sei. Und dass man sich deshalb einem Leben verschreiben müsse, in dem viel mehr verboten ist als erlaubt. Die Ernährung ist da von zentraler Bedeutung. Eigentlich müsste man eher sagen, die Nicht-Ernährung spielt dann die Hauptrolle. Man kann fast nicht aufzählen, was da, je nach Quelle und Richtung, alles verboten ist, damit man nicht nur gesund bleibt, sondern vor allem auch reine Gedanken entwickeln und an spiritueller Entwicklung zulegen kann. Statt sich mit kritischem Verstand zu informieren, werden Vorurteile und Fehlinformationen zu objektiven Tatsachen erklärt. Besondere Feindschaft schlägt gewissen Zusatzstoffen für Nahrungsmittel entgegen, die als E-Faktoren international registriert sind.

Gewiss, die Orgie des Kleingedruckten auf den heutigen Nahrungsmitteln überfordert fast alle von uns. Doch immerhin gibt es ja durchaus kritische Stellen, die mit den entsprechenden Informationen aufwarten. An deren Warnungen sollte man sich doch halten können, oder etwa nicht? Nur leider scheint heute in puncto Ernährung niemand mehr vor modernen Legenden gefeit. Im *Beobachter*, einer renommierten Schweizer Zeitschrift für Konsumentenberatung, die übrigens der einseitigen Parteinahme für »Bio« völlig unverdächtig ist, wurde vor den Zusatzstoffen E301 und E304 gewarnt. Ein informierter Mensch würde diese Stoffe sicher nie freiwillig zu sich nehmen, wären sie nicht vielen Lebensmitteln zugefügt, wurde da insinuiert. In derselben Ausgabe der Zeitschrift war aber auch zu lesen, Vitamin C verleihe Spermien zusätzliche Vitalität. Es empfehle sich also, den durch die moderne Ernährung vorgeschädigten Spermien genügend Vitamin C zuzuführen. Ironischerweise hätte der Autor auch schreiben können, man sollte die Zusatzstoffe E301 und E304 zu sich nehmen. Dabei handelt es sich nämlich um nichts anderes als um chemische Varianten von Vitamin C, die lediglich etwas besser haltbar und anders löslich sind als die ursprüngliche Ascorbinsäure, »Vitamin C« genannt und selbst als Zusatzstoff E300 registriert. Soll ich glauben, dass das liebe Vitamin C, das dem Fruchtsaft zugefügt wurde, mich vor Herzinfarkt schützt und meine Fruchtbarkeit erhöht, die bösen Faktoren E301 und E304 in den Nahrungsmitteln aber meine Gesundheit ruinieren, nur weil sie sich nicht einfach und ehrlich als »Vitamin C« zu erkennen geben?

Eines will ich auf jeden Fall noch festhalten. Ich bin zwar nicht hellsichtig, aber vermutlich doch in spirituell aussichtsreicherer Position als Anouk. Ich trinke nämlich eindeutig weniger Cola als sie!

SEEING IS BELIEVING: KÖNNTE ICH SEHEN, WÜRDE ICH GLAUBEN

Klaus ist mir gleich aufgefallen, als wir das erste Mal in einer kleinen Gruppe zusammenkamen, um in unserem Viertel einen Männerchor zu gründen. Er strahlte Zufriedenheit aus, hatte schnell ein Lachen im Gesicht, und sogar wenn er ernst war, gaben ihm seine Lachfältchen ein vergnügtes Aussehen. Sein Händedruck war kräftig und seine Stimme ebenfalls. Immer wieder begegneten sich unsere Blicke, öfter als bei allen anderen. Irgendwie schien er an mir besonders interessiert. Eines Abends, nach der Probe und dem gemeinsamen Gutenacht-Trunk in meinem Wohnzimmer, brach er nicht mit den anderen auf, sondern blieb am Tisch sitzen und suchte das Gespräch.

»Du warst schon wieder im Fernsehen. Langsam bist du wohl der bekannteste Psychiater der Schweiz.«

Klaus machte die Bemerkung ohne den leisesten Spott. Fast glaubte ich etwas Bewunderung in seiner Stimme wahrzunehmen.

Er scheint ein Anliegen zu haben.

»Wie hat dir das kurze Interview gefallen?«, versuchte ich die Unterhaltung in Gang zu bringen. Seine Antwort kam schnell.

»Ich bewundere deinen Mut! Viele Menschen haben heutzutage ein Interesse an Geistheilung und Spiritualität. Ich hatte schon unzählige Diskussionen darüber. Aber die meisten wagen nicht, sich zu exponieren.«

Das war der Anfang einer spannenden Diskussion in zahlreichen Etappen. Viele Fragen hat Klaus seither aufgeworfen. Auch Fragen, die ich mir selbst noch gar nicht gestellt hatte. Sein wacher Verstand und seine analytische Begabung sind eine echte Herausforderung für mich. Und wir lieben es beide, Humor ins Gespräch zu bringen, und haben auch immer etwas zu lachen. Er will Klarheit, wo sie nur möglich scheint, und manchmal auch darüber hinaus. Brennend interessiert ihn alles in oder aus der geistigen Welt. Gleichzeitig ist er ein großer Zweifler. Gibt es eine geistige Welt? Gibt es Engel? Kann man mit Verstorbenen kommunizieren?

»Noch nie habe ich einen Engel sehen können«, klagt er. »Aber auch keine Verstorbenen, keine Dämonen, keine Teufel! Lieber möchte ich wenigstens einen Dämon sehen als gar nichts!«

Diesmal scheint Klaus eher verärgert. Ob auf sich selbst, auf die »geistige Welt« oder gar auf mich, ist mir nicht klar. Vermutlich auf alle, die ihn in seinem Nicht-sehen-Können sitzen lassen.

»Könnte ich die Wesen aus der geistigen Welt sehen, wäre ich endlich meine Zweifel los!«, behauptet er.

Für Klaus wie für uns Menschen allgemein hat das Sehen eine besondere Beweiskraft, wenn es um die Frage geht, ob etwas »wirklich« ist oder nicht. Was wir nicht sehen können, hat es schwer, als Realität anerkannt zu werden. Umgekehrt gilt: Was wir sehen können, halten wir selbstverständlich für Realität. Das gilt für sehr viele Menschen sogar dann, wenn es ein

Sehen »vor dem inneren Auge« ist. Klaus gehört zu diesen Menschen. Solange er keinen Engel gesehen hat, und sei es auf rein geistigem Wege, glaubt er nicht daran, dass es Engel wirklich gibt. Wenn dagegen er endlich einmal die Vision eines Engels hätte, würde er auch an Engel »glauben«. Sagt er.

Klaus wird von mir deshalb auch Thomas genannt, in Anspielung an den ungläubigen Thomas, wie er im 20. Kapitel des Johannes-Evangeliums beschrieben wird. Dieser Jünger soll ja gesagt haben, er glaube erst an die Auferstehung Jesu, wenn er die Nägelmale in dessen Händen sehe. Das ist sozusagen noch die Steigerungsform eines Skeptizismus à la Klaus: Der Jünger Thomas will ein äußeres Zeichen. Grundsätzlich macht das aber keinen großen Unterschied, denn auch die sogenannte äußere Realität hat ihre Tücken ... Und so ließ der Schreiber des Johannes-Evangeliums Thomas nicht nur den Finger in Jesu Wunden legen, sondern legte seinem Meister zur Sicherheit auch noch den Satz in den Mund: »Selig sind, die nicht sehen und doch glauben!« Womit aus Sicht der Kirche eigentlich alle Probleme erledigt wären. Allerdings gibt es auch immer Menschen wie Klaus, und denen reicht es nicht, nur zu glauben. Sie wollen ja glauben – aber sie wollen auch *sehen:*

»Könnte ich Engel sehen, würde ich an sie glauben. Könnte ich die Verstorbenen sehen, hätte ich Gewissheit, dass sie nach dem Tode weiterleben.«

Mein Ehrgeiz ist geweckt. Kann ich Klaus nach der Methode des alten Sokrates, das heißt, nur durch zielführende Fragen, dazu bringen, seine Sichtweise zu erweitern? Ich habe da auch schon einen kleinen Plan.

»Mein Lieber, wir haben ja schon zusammen von Camerons herrlichem 3-D-Film *Der Avatar* geschwärmt. Wie verhält es sich denn mit den Na'vi dort? Glaubst du, dass jene menschenähnlichen Wesen wirklich existieren und auch ihr Planet Pandora?« Klaus scheint etwas irritiert über meine Frage. Aber seine Antwort erfolgt schnell und ist eindeutig.

»Natürlich nicht. Das sind ja reine Fantasiegestalten von James Cameron.«

Innerlich triumphiere ich ein wenig. Ich glaube, ich habe meinen Nachbarn und Sängerkollegen mit dieser Einstiegsfrage schon auf den richtigen Weg gebracht.

»Du kannst sie aber sehen, und du hast gesagt, wenn du Engel sehen könntest, würdest du an sie glauben. Warum gilt nicht das Gleiche für die Na'vi?«

Klaus schweigt. Seine Miene verrät Angespanntheit. Ist er verärgert? Er scheint zu argwöhnen, ich wolle ihn über den Tisch ziehen.

Habe ich die Diskussion falsch eingefädelt? Ich muss dranbleiben.

»Wenn du Engel sehen könntest, warum wüsstest du dann, dass es keine Fantasiegestalten sind, sondern dass sie wirklich existieren? Ich meine, dass sie wirklicher und realer sind als die Na'vi auf Pandora?«

Klausens Ärger wird heftiger. Er beharrt auf einem Wirklichkeits-Unterschied zwischen den Engeln und den Na'vis. Allerdings ohne klare Begründung. Wir wüssten ja alle, dass Camerons Film reine Fiktion sei.

»Von den Engeln aber wissen wir, dass es sie gibt.«

Ich bringe so viel Erstaunen wie nur möglich auf mein Gesicht und in meine Stimme.

»Das ist hochinteressant, was du da sagst, lieber Klaus. Ich dachte immer, wir würden lediglich glauben, dass es sie gibt. Du aber weißt es, und trotzdem zweifelst du. Wie kann ich das verstehen?«

Ich habe den Eindruck, Klaus war über seinen unbedacht herausgerutschten Satz schon erschrocken, bevor er ganz ausgesprochen war. Nun scheint er zu ahnen, dass die Grenze zwischen Fiktion und Realität seiner Vorstellungen durchlässiger ist, als er bisher annahm.

»Du hast mir eine Falle gestellt, und ich bin hineingetappt«, versucht er sich zu retten.

»Nein, du bist eben über eine wichtige Erkenntnis gestolpert. Du hast seit deiner Kindheit gehört, dass Engel existieren, und hast Hunderte Bilder von Engeln gesehen. So sind sie für dich eine emotionale Wirklichkeit geworden. Trotzdem zweifelt dein Verstand. Der Avatar-Film mit den Na'vis aber ist dir nie als Wirklichkeit verkauft worden. Und jetzt stell dir vor, du siehst hier einen Engel in Begleitung einer Na'vi-Dame einschweben. Du kannst also beide gleichermaßen sehen, und doch bist du überzeugt, dass der Engel wirklicher ist als das liebreizende Na'vi-Wesen?«

Klaus braucht einen Moment, um nachzudenken. Doch dann findet er zum Humor zurück und lässt auch noch männliche Regungen zu:

»Na, die jungen Na'vi-Frauen im Film sind ja schon sehr verführerisch. Wenn ich mir das so überlege, sind sie mir vielleicht näher und damit auf eine gewisse Weise wirklicher als die ätherischen Engel.«

Wir müssen beide lachen.

Jetzt habe ich ihn da, wo ich ihn haben will.

»Du hörst also auf, in deinem Kopf einen Wirklichkeitsunterschied zwischen dem Engel und dem Na'vi-Girl zu konstruieren? Vielleicht sollte man sogar sagen, die Filmrealität ist realer als deine geistige Vorstellung? Sie bringt auf jeden Fall noch deine Hormone in Schwung. Das ist dir vermutlich mit der Vorstellung von Engeln noch nie passiert.«

Klaus scheint verunsichert über seine Ansicht von geistiger Wirklichkeit. Er setzt zu einer Gegenfrage an:

»Du behauptest also, wenn Menschen Engel sehen, sind diese trotzdem nicht wirklich existierend? Auch nicht in der geistigen Welt?«

Auf diese brisante und komplexe Frage mag ich jetzt nicht eingehen. Ich gehe zum Bücherregal und greife zum Buch *Thinking in Pictures* von Temple Grandin[2]. Während ich Klaus das Buch überreiche, halte ich einen kleinen Werbevortrag:

»Das erste Kapitel wird dir einiges an Klarheit bringen. In meinen Augen ist diese Temple Grandin eine großartige Frau. Sie ist Autistin, leidet unter dem sogenannten Asperger-Syndrom. Aber eine Kämpferin. Sie hat nie aufgegeben in ihrem schwierigen Leben und ist jetzt Hochschuldozentin. Nicht umsonst wurde ihre Biografie verfilmt!«

»Und da stehen jetzt Sachen drin über Engel und Na'vi-Frauen?«, unterbricht Klaus etwas ungeduldig meine begeisterte Ansprache.

»Nicht direkt, aber es steht manches drin über das Sehen von Engeln oder Teufeln und darüber, was das mit der Wirklichkeit zu tun hat.«

Klaus gestattet mir, ihm spontan eine Passage aus dem Buch zu übersetzen, die ich markiert habe: »Ich denke in Bildern. Worte sind für mich wie eine zweite Sprache. Wenn jemand zu mir spricht, werden die Worte augenblicklich in Bilder über-

---

2 London: Bloomsbury 2006

tragen. Ich übertrage sowohl gesprochene wie geschriebene Worte in farbige Filme, die wie ein Video, inklusive Ton, in meinem Kopf ablaufen. Bis ins Teenager-Alter dachte ich, alle würden in Bildern denken.«

Damit habe ich sein Interesse geweckt, und er zieht mit dem Buch von dannen. Schon nach ein paar Tagen ruft er mich an:

»Das Buchkapitel über das Denken in Bildern hat mich umgehauen! Die letzte Bastion meines Kinderglaubens hast du damit auch noch zum Einsturz gebracht!«

»Wieso ich?«, gebe ich mich ahnungslos.

»Du hast genau gewusst, was dieses Buch bei mir bewirken würde!«

»Gewusst natürlich nicht. Aber ich hatte so meine Hoffnungen!«

»Echt spannend zu lesen, wie kompliziert es für Temple Grandin ist, Ausdrücke darzustellen, die nicht Gegenstände bezeichnen, sondern die örtliche oder zeitliche Bedeutungen haben. Oder die sich einfach nur auf etwas Gedachtes beziehen wie ›schnell‹ oder ›langsam‹.«

Klaus ist richtig aufgeregt. Er hat eingesehen: Etwas, das man in der Vorstellung »sieht«, muss prinzipiell nicht wirklicher sein als etwas, das man »nur« denken kann. Denn sonst könnte Temple Grandin ja nicht prinzipiell jedes Bild, das nur vorstellbar ist, vor ihrem geistigen Auge evozieren. Genauso, wie ein anderer Mensch prinzipiell alles denken kann, was nur denkbar ist. Beides ist gleichermaßen »wirklich« oder »unwirklich«. Der Realitätstest erfolgt in jedem Fall dort, wo sich Innen und Außen treffen: in der Realität.

Ich höre Klausens weiteren Ausführungen, es sind fast schon Klagen, vorerst einfach zu:

»Ich weiß nicht mehr, was ich glauben soll. Vorstellen kann ich es mir nicht, was diese Temple schreibt. Also, wenn sie Engel denkt, sieht sie einen Engel, wenn sie Teufel denkt, sieht sie einen Teufel. Okay, aber was sieht sie denn, wenn sie ›Jenseits‹ denkt, wenn sie ›Himmel‹ denkt, wenn sie ›Gott‹ denkt?«

Ich versuche eine Brücke zu schlagen.

»Ihr Gehirn oder ihr Geist wird genug Bilder im Reservoir haben, um auch diese Begriffe bildlich darstellen zu können. Auch du hast doch dafür Bilder, selbst wenn du sie nicht so richtig siehst. Wichtig ist doch, dass jemand, der so sieht wie Temple Grandin, sich dessen bewusst ist, dass seine inneren Bilder in ähnlicher Art entstehen wie seine Gedanken. Ob sie ihm von irgendwoher eingegeben werden oder von ihm selbst gemacht sind, ist Glaubenssache.«

»Du bist ein heimlicher Revoluzzer!«, witzelt Klaus durchs Telefon und fährt gleich fort:

»Wenn ein Medium den Besuch des Erzengels Michael erhält, dann nur, weil das Medium halt in Bildern an den Erzengel gedacht hat? Glaubst du, die vielen Medien und Engelbotschafterinnen haben Freude, wenn ein Psychiater solche Schlussfolgerungen zieht?«

Wie kann ich meine Überzeugung für Klaus noch verständlicher machen?

»Ein Revoluzzer bin ich kaum. Ich glaube, du siehst das zu dramatisch. Wer die Aura eines Menschen sehen will, denkt doch wohl an dessen Aura und nicht etwa an dessen Füße. Und wer einen Engel um Hilfe bittet, denkt doch an diesen Engel. Aber wer leicht visualisiert oder gar in Bildern denkt, wird eben diese Wesen sehen.«

Jetzt steigt Klaus auf meine Gedanken ein.

»Du meinst, wenn ich leicht und spontan visualisieren

könnte und ›Geistführer‹ denken würde, hätte ich ihn gleich bei mir?«

»Ja, das meine ich tatsächlich. Durch langes Forschen und viel Nachdenken hat sich mir diese Schlussfolgerung aufgedrängt.«

Nach dieser Schlussbemerkung verabschiede ich mich von Klaus. Aber das Thema ist für mich keinesfalls abgeschlossen. Was all die Hellsichtigen und Medien sehen, ist von ihrer eigenen Geschichte und ihrem Glauben geprägt. Eine objektive geistige Welt, ein objektives, von uns unabhängiges Jenseits konnte ich nirgends entdecken. Und da scheint mir viel Verwirrung zu herrschen.

»Denken« verstehen wir normalerweise als etwas, das von uns gemacht wird und nicht unabhängig von uns existiert. »Sehen« hingegen verleitet uns leicht dazu, etwas als unabhängig von uns existierend einzuordnen. Wir neigen dazu, es im Außen zu verorten, auch wenn unser »Sehen« ein rein inner-liches ist. Dem Sehen eignet unwillkürlich eine größere Überzeugungskraft als dem Denken. Wir unterstellen ihm eine besondere Beweiskraft, um etwas als real existierend einzustufen, sei es in der physisch-materiellen oder in der sogenannten geistigen Welt. Ironischerweise geht die philosophische Begründung der Anschauung, Bilder von Dingen, die uns im Kopf herumgehen, seien keine Fantasie, sondern von wirklichen Gegenständen erzeugt, auf René Descartes (1596–1650) zurück. Der war ja niemand anders als der Begründer des neuzeitlichen Rationalismus, allerdings selbst ein tiefgläubiger Mensch. Wenn heutige Amerikaner gerne sagen *seeing is believing,* so hat das wahrscheinlich weniger mit ihrer philosophischen Bildung zu tun als mit ihrem weltweit bewunderten Sinn für äußersten Pragmatismus in der materiellen Welt. Wenn es um geistige Welten geht, trifft die Aussage in umgekehrter Form wahrscheinlich eher zu – *believing is seeing:* Was geglaubt wird, kann auch gesehen werden. Durch die Berichte von Temple Grandin und anderen befinden sich Glauben, Denken und Sehen plötzlich in trauter Nachbarschaft zueinander, ja, sie werden sogar austauschbar. Das Sehen verliert seine Beweiskraft für unabhängig von uns Existierendes. Oder wir können auch annehmen, das Denken sei eine genauso unabhängige Wirklichkeit.

Interessanterweise kannten unsere fernen Vorfahren die Unterscheidung zwischen Denken und Sehen offenbar nicht. Das Wort »Idee«, das bei uns für etwas Gedankliches steht, kommt vom altgriechischen Wort *idea,* was »Bild, Gestalt« bedeutet. Und auch wenn wir moderne Menschen eine Theorie als ein Gedankenkonstrukt und nicht als eine Bildersammlung ansehen, so stammt das Wort »Theorie« doch vom altgriechischen *theorein* (schauen, beobachten) ab.

Klaus ist ein kluger Kopf. Er hat schnell begriffen, dass etwas Gesehenes keine größere Beweiskraft hat als etwas »nur« Gedachtes. Und das hat seinen Kinderglauben an den Himmel, an die Engel und an alles, was noch so dazugehört, offenbar zum Einsturz gebracht. Nicht aber sein ernsthaftes Interesse für geistige Welten.

WUT UND ANGST = LEBENSKRAFT

Zusammen mit Anouk beginne ich Kurse zu den Themen Selbstheilung und Versöhnung durchzuführen. Mit »Versöhnung« meine ich vor allem die Versöhnung des Menschen mit sich selbst. Unsere Kombination von psychiatrisch-psychologischer und spirituell-medialer Heilarbeit findet zunehmend Interessenten. Wobei wir es den Leuten nicht leicht machen. Vieles, was sie hören, kontrastiert mit dem, was sie bisher gehört und gelesen haben.

Heute Vormittag zeigen sich die Teilnehmer am Fortgeschrittenenkurs als ziemlich müde, ja fast gelangweilt. Sie wirken geistig abwesend und scheinen schon kurz vor dem Einschlafen zu sein. In der Feedback-Runde berichtet jeder zuerst, was er seit dem letzten Kurstermin erlebt hat. Normalerweise dauert das etwa eine Dreiviertelstunde, heute aber sind wir schon bei der Marke von zwei Stunden angekommen, und noch ist das Ganze nicht zu Ende. Jeder Teilnehmer provoziert durch seinen Beitrag nur noch mehr Langeweile und Müdigkeit. Wir verzichten darauf, die Länge der Beiträge und der gesamten Runde zu strukturieren. Die dadurch entstehende Langatmigkeit und Langeweile sind ein Teil der

Selbsterfahrung. Die Teilnehmer haben immer noch stark verinnerlicht, was die spirituelle Szene als ideales Verhalten propagiert, nämlich möglichst keine »negativen Gefühle« zuzulassen. Die hintergründige Spannung muss für alle deutlich spürbar werden. Noch aber ist es zu früh, deshalb zu intervenieren.

Endlich Mittagspause. Vorübergehende Entspannung. Als es weitergeht, scheinen die Erwartungen doch recht gedämpft zu sein. Leere Gesichter rundum.

»Wie habt ihr euch bei der Feedback-Runde gefühlt?«

Verlegene Mienen überall, aber niemand traut sich aus der Deckung. Die Maske der *spiritual correctness* funktioniert. Jeder hält den Deckel drauf, obwohl es im emotionalen Untergrund brodelt. Rein äußerlich herrschen weiter Schläfrigkeit und Zerstreutheit vor. Anouk geht in die Offensive. Wie eine scharfe Schere zerschneidet ihr nächstes Statement die Watte in den Köpfen.

»Wenn es um uns selbst geht, und wir werden müde, hat das etwas zu bedeuten. Wir sind ja schließlich das Wichtigste in unserem Leben. Wenn wir dann trotzdem müde werden, ist das ein Zeichen von Verdrängung. Macht euch bitte klar, ob ihr etwas verdrängt habt!«

Den Leuten fällt es wie Schuppen von den Augen. Plötzlich realisieren sie ihre unterdrückte innere Anspannung.

Anouk setzt jetzt noch eins drauf.

»Kaum etwas kostet so viel psychische Kraft wie Verdrängung. Und ihr habt euch gewundert, warum ihr müde geworden seid! Vielleicht war es euch sogar peinlich.«

So manch einer kann sich jetzt das Grinsen nicht verkneifen. Dämmert denen da etwas? Wie sie während der langatmigen Feedbackrunde Frust, Wut und Angst unter größter

Anstrengung weggeschoben haben? Eine Teilnehmerin findet den Mut zu einem ehrlichen Bekenntnis:

»Ich habe einfach nur Angst gehabt, mich mit meinen Schwierigkeiten zu offenbaren, wo es bei allen andern doch so glattzugehen schien.«

Sie blickt forschend um sich, als ob sie Widerspruch erwartete. Ihre Worte haben einem männlichen Teilnehmer jedoch Mut gemacht, sich ebenfalls zu offenbaren:

»Und ich konnte meine Wut über dieses ganze überflüssige Reden kaum bändigen. Aber ich wollte doch niemanden verletzen.«

Sich verdrängte Angst einzugestehen ist nicht leicht. Und schon gar nicht verdrängte Wut. Vor allem nicht für diese Menschen hier. Sie sind ja spirituell. Wut hat keinen Platz in ihrer Wunschvorstellung von sich selbst. Für Menschen mit diesem hohen Selbstanspruch haben wir immerhin einen kleinen Trost parat: »Es genügt, der Wut in uns Raum zu geben. Das gilt auch für Angst. Es ist möglich, aber nicht notwendig, die Wut oder die Angst nach außen hin zu zeigen.«

Verblüffung im Raum. Schon so oft gehört – und im entscheidenden Augenblick doch wieder vergessen. Aber immerhin haben sie verstanden, dass Unterdrücken und Verdrängen nur Kraft kosten und logischerweise Müdigkeit erzeugen.

»Was geschieht, wenn ihr eure Wut und eure Angst nicht verdrängt? Eure nicht verdrängte Wut hilft, auch die Wut der anderen zu wecken. Und das gilt auch für eure Angst, denn Angst zu haben heißt, leben zu wollen! Wir aktivieren uns damit gegenseitig unsere Lebenskraft!«

Allgemeines Gemurmel und spontane Gespräche im Plenum sind die Folge. Normalerweise das, was Seminarleiter nicht so gern haben. Hier aber ist es ein Zeichen, dass diese Menschen jetzt aufgewacht sind. Keine Spur mehr von Müdigkeit! Wir nutzen die plötzliche Energie und motivieren zum Austausch in spontan gebildeten Kleingruppen. Plötzlich ist »Vigilanz« da, Wachheit und Aufmerksamkeit. Anhand verschiedenster Situationen aus ihrem Alltag machen unsere Kursteilnehmer sich gegenseitig bewusst, wo und wie sie ihre Lebenskraft – in Form von Wut oder Angst – zurückdrängen.

Wut und Angst sind Lebenskraft.

Nein, dieser Satz ist natürlich nicht von Charles Darwin. Er hat nichts mit *survival of the fittest,* nichts mit fehlender oder vorhandener »Lebenstüchtigkeit« zu tun. Es ist eine Erkenntnis, die von der medizinischen Forschung seit Langem klar herausgearbeitet ist.

Alle Verknüpfungen zwischen Rückenmark und Gehirn gehen durch den Hirnstamm. Dort befinden sich die Steuerungszentren für die wichtigsten Lebensfunktionen: Herzschlag, Blutdruck, Atmung, Hunger und Durst, Schlaf-wach-Rhythmus, Temperatur, Sexualität. Bei einer Zerstörung des Hirnstamms stirbt der Mensch. Dieses »Reptilienhirn«, wie es auch plakativ genannt wird, steuert zudem den Grad der Bewusstseinshelligkeit und der Aufmerksamkeit. Es aktiviert bei plötzlicher Gefahr in Sekundenbruchteilen das ganze Gehirn und stimuliert die Hormonproduktion, die den ganzen Körper für Flucht oder Kampf disponiert. Die Wissenschaft nennt das *arousal reaction,* zu Deutsch »Alarmreaktion«. Es ist diese Disposition, die einen Menschen zu Höchstleistungen antreibt. Oder, wenn sie chronisch verdrängt wird, sein ganzes Leben im Weltschmerz versinken lässt. Bis hin zu Selbstmordgedanken.

»Eure Angst und eure Wut sind immer da, aber unterschiedlich aktiv. Es ist immer *eure* Angst und *eure* Wut, die ihr aktiviert oder unterdrückt!«

In wirklich lebensbedrohlichen Situationen übernimmt das Reptilienhirn blitzartig die Führung und überstimmt alle anderen Impulse. Bei einer Explosion, bei einem Verkehrsunfall handeln wir im Reflex. Es bleibt einfach kein Spielraum für gedankliche Steuerung. Aber auch bei kleinen Herausforderungen reagieren wir reflexhaft. Reflexhaftes Reagieren ist energieeffizient! Ohne diese Fähigkeit könnten wir die heutige Lebenswelt überhaupt nicht mehr meistern! Ja, die These erscheint sinnvoll, dass die ständig wachsende Komplexität des modernen Alltags, die zunehmend ein »Multitasking« erforderlich macht, nicht eine Abnahme, sondern eine Zunahme der Wichtigkeit des Hirnstamms, also des ältesten Teils unseres Gehirns, zur Folge hat.

Anouk zieht ihre eigenen Schlüsse.

»Durch aktivierte Wut oder Angst die Lebenskraft zu stimulieren ist eine vitale Form geistigen Heilens.«

Franz ist ein kritischer, aber stets aktiver Kursteilnehmer. Er bietet selbst Beratungen mit spirituellem Hintergrund an. Er wirkt richtig aufgeregt, wie er jetzt so loslegt:

»Jetzt verstehe ich, warum viele Klienten, die sich schon lange um spirituelle Entwicklung bemühen, sich schließlich ausgelaugt fühlen oder sogar depressiv werden. Sie verwechseln spirituelles Leben mit der Unterdrückung ihrer Lebenskraft! Sie verstehen Angst und Wut als antispirituell!«

Eine heftige Diskussion setzt ein. Die Ideen sprudeln nur so. Alle reden wild durcheinander. Man kann kaum noch sein eigenes Wort verstehen. Doch Franz hat eine kräftige Stimme. Und analytischen Verstand. Er verschafft sich erneut Gehör.

»Ich glaube, jetzt kann ich sogar meine Tochter und ihre

Freundinnen besser verstehen. Ich war immer wieder entsetzt, wie diese aufgeklärten jungen Frauen im nachfeministischen Zeitalter sich durch Machos faszinieren lassen. Mir scheint, es ist die ungebremste Lebenskraft, die da so stark auf sie wirkt.«

Franz scheint selbst erstaunt, dass es kaum Proteste gibt. Und das im Kreise von überwiegend weiblichen Teilnehmern, die ihre feministische Einstellung bei jeder Gelegenheit bekunden!

Wieder brandet die ungesteuerte Diskussion auf. An ruhiges, konzentriertes Üben, wie sonst üblich, ist bis zur Pause nicht mehr zu denken. Danach ist es nochmals Franz, der die Aufmerksamkeit der anderen gewinnt. Er wirkt wie befreit und voller Energie.

»Ich habe mich immer gefragt, weshalb Picasso bis ins hohe Alter so vital war. Wie konnte er mit 90 strahlende Erotik in endlosen Bildserien so ausdrucksstark darstellen? Er hat wohl seine Lebenskraft voll fließen lassen. Was ich von seinem Leben und seinen Beziehungen weiß, passt zu dieser Annahme!«

Nicht alle können sich das heute Gehörte so reibungslos zu eigen machen. Einige verlassen die Kurssequenz sichtlich irritiert. Zu groß sind die Unterschiede zu allem, was sie bisher gehört, gelesen und geglaubt haben.

VERRÜCKT ODER HEILIG? ODER: WELCHE STIMMEN STIMMEN EIGENTLICH?

Doris, eine hübsche Frau Mitte 40, kommt in meine Beratung und eröffnet das Gespräch sogleich mit der Aussage, sie höre Stimmen. Sie wirkt aber nicht etwa wie eine versponnene Esoterikerin. Als selbstständige Unternehmerin leitet sie ihren eigenen Betrieb mit ein paar Angestellten. Vor etwa zwei Jahren begann sie Gestalten zu sehen, die nicht aus Fleisch und Blut waren, und Stimmen zu hören. Sie versuchte zunächst, einfach wegzusehen und wegzuhören, aber vor allem das ständige Gerede in ihrem Kopf stürzte sie in immer tiefere Verwirrung. Die Stimmen bedrängten und bedrohten sie: Wenn sie nicht zuhöre, geschähen große Katastrophen. Irgendwann konnte sie nicht mehr anders und begann all dem Glauben zu schenken. Und sie gab den Druck, der anscheinend aus dem Jenseits kam, an ihre Angehörigen weiter. Diese wussten sich nicht mehr anders zu helfen, als den Notfallpsychiater zu rufen, der die Frau in eine psychiatrische Klinik einwies. Dort verbrachte sie einige Wochen und wurde mit Neuroleptika behandelt.

In der Klinik hatte Doris eine sehr nette Ärztin, die ihr ausführlich erklärte, die Stimmen seien Ausdruck einer Störung der Signalübertragung im Gehirn, also Halluzinationen. Doris war einigermaßen beruhigt. Das »Gerede im Kopf«, wie sie es nannte, ließ nach. Nach ihrer Entlassung vermochte sie wieder schlecht und recht zu arbeiten. Die Stimmen aber wurden erneut stärker und machten sich auch noch lustig über sie. Sie fragten sie sogar, ob sie denn wirklich den Unsinn der Psychiaterin glaube.

Jetzt sitzt Doris vor mir, ziemlich ratlos. Doch ihr inneres Szenario mit den Stimmen im Kopf beschreibt sie klar und deutlich: »Es sind Verstorbene, und sie sagen, sie seien meine Vorfahren. Sie wollen mir und meiner Familie helfen. Doch ihre Anweisungen sind komisch und oft geradezu blödsinnig! Ich müsste beispielsweise auf eine bestimmte Art gehen oder bestimmte Gegenstände in meiner Wohnung umgruppieren.«

Nur etwas zögerlich rückt sie auch damit heraus, dass sie seit einiger Zeit einer Nebenbeschäftigung nachgeht:

»Nach langer Vorbereitungszeit habe ich mit Handauflegen begonnen. Nur so nebenbei. Die Frau, bei der ich im Kurs war, hat gesagt, ich sei sehr begabt dafür. Diese Stimmen behaupten aber, ich könne mit Handauflegen nur Erfolg haben, wenn ich von ihnen aus dem Jenseits mit guten Energien unterstützt werde.«

Die bedauernswerte Frau ist hin- und hergerissen. Soll sie glauben, was ihr in der Psychiatrie beigebracht worden ist, also die Stimmen als Halluzinationen, als Wirkung eines gestörten Hirnstoffwechsels, kurz: als krankhaft verstehen? Oder soll sie dem glauben, was da aus ihrem eigenen Inneren heraus zu sprechen scheint? Dies ist für sie eine ernsthafte Frage, denn aufgrund ihrer religiösen Erziehung existiert da noch ein anderes Erklärungsmodell in ihrer persönlichen Glaubensstruktur.

»Ich bin katholisch erzogen worden. Darum bin ich nach der Entlassung aus der Klinik zum Priester ins Dorf meiner

Eltern gegangen, wo ich aufgewachsen bin. Ich habe gehofft, er könne mir Klarheit verschaffen. Er hat mit mir gebetet für meine seelische Befreiung.«

»Haben Ihnen der Besuch beim Priester und das gemeinsame Beten geholfen?«, frage ich nach.

»Ich weiß es nicht. Er hat gemeint, es gebe durchaus böse Verstorbene und sogar dämonische Wesen. Aber ich solle trotzdem auf meine Psychiaterin hören und die Medikamente weiter nehmen. Und ich solle nicht vergessen zu beten.«

»Eigentlich nicht unpassend, dieser Ratschlag. Es könnte vorteilhaft sein, das eine zu tun und das andere nicht zu lassen. Doch jetzt kommen Sie zu mir. Ist Ihr Zustand noch nicht zufriedenstellend?«

Doris gerät mit ihrer Schilderung wieder ins Stocken. Die Situation ist ihr peinlich. Schließlich fährt sie doch fort:

»Als die Stimmen wieder sehr störend wurden, bin ich nochmals zum Priester gegangen. Wir haben wieder zusammen gebetet. Dann hat er gesagt, er kenne einen anderen Priester im Welschland. Der habe in Rom mit Exorzismus gearbeitet und sich darauf spezialisiert, Menschen wie mich zu befreien. Es wäre aber gut, wenn ich das nicht weitererzähle, weil Exorzismus heute dem Ruf der Kirche schade.«

»Und, waren Sie im Welschland?«

»Nein, Exorzismus macht mir Angst. Eine Schwester von mir beschäftigt sich auch mit spirituellen Fragen, und sie hat mir zu einer Konsultation bei Ihnen geraten.«

Was soll ich der Frau empfehlen? Sie ist hin- und hergerissen zwischen dem Erklärungsmodell der Psychiatrie und dem der katholischen Kirche.

Wir Psychiater neigen dazu, die Wirkung unserer Erklärungen zu überschätzen. Können wir wirklich davon ausgehen, unsere Theorien hätten eine größere Überzeugungskraft als die von so mächtigen Erziehungsinstanzen wie Kirche, Schule und Eltern? Ganz zu schweigen von der Überzeugungskraft der subjektiven Erfahrung eines Menschen, und sei diese so exotisch wie unkontrollierbare »Stimmen im Kopf«. Diese Stimmen wirken ja täglich, stündlich und minütlich auf jemanden wie diese Frau ein – unüberhörbar, lockend und schimpfend, drängend und drohend. Bei Doris scheinen die ständigen Begleiter die intimsten Winkel ihrer Seele zu kennen:

»Als Kind habe ich gelernt, der liebe Gott sehe und höre alles bis ins Innerste meines Herzens, auch meine geheimsten Gedanken und Gefühle. Genauso sehen und hören diese Stimmen alles von mir. Für die bin ich von oben bis unten durchsichtig!«

»Sie können nicht glauben, dass das nur Halluzinationen sind und nicht wirkliche geistige Wesen?«

»Ich habe gelernt, Engel seien immer um mich herum, um mich zu beschützen. Auch verstorbene Verwandte könnten meine Schutzengel sein. Und die Boten des Teufels würden immer versuchen, an mich heranzukommen.«

»Verstehe ich Sie richtig? Sie kommen zu mir, um mich zu fragen, ob ich zu den Gebeten oder zu den Medikamenten rate? Leider habe ich keine bessere Antwort als der Priester. Machen Sie alles, was hilft! Warum nicht sowohl beten als auch Medikamente nehmen, wenn beides hilfreich ist?«

Doris scheint etwas entlastet, aber nicht wirklich befriedigt von meiner Empfehlung. Sie ist intelligent und stellt sich viele Fragen. Warum war denn Jesus nicht verrückt, wenn er Besuch erhielt von Moses und dem Propheten Elias, die schon lange tot waren und sich doch mit ihm unterhalten konnten? Warum waren die Zehn Gebote, die Moses von Gott aus dem

Himmel heraus mitgeteilt wurden, nicht auch Halluzinationen? Warum war Maria nicht verrückt, als sie den Erzengel Gabriel sah und hörte, sie würde ein Kind gebären, ohne vorher mit ihrem Mann Joseph Sex gehabt zu haben? Und all die Heiligen in früheren Zeiten? Und die vielen Hellsichtigen, medial Begabten und Heiler, die oft besser von ihrer Beratungspraxis leben können als sie, Doris, von ihrem irdisch-bodenständigen Geschäft?

»Warum gibt es denn so viele Engelbücher, die sogar zu Bestsellern werden, wenn das alles nur Störungen in der Signalübertragung der Hirnzellen sind? Wie unterscheidet man die echten Stimmen aus dem Jenseits von den Halluzinationen?«

Ja, sie will es wirklich wissen. Für mich als Psychiater geht es jedoch eigentlich nicht um die Klärung der Frage, wer recht und wer unrecht hat.

»Leider kann ich Ihnen diese Frage auch nicht beantworten. Objektive Unterscheidungsmerkmale gibt es nicht. Ich könnte höchstens unterscheiden zwischen hilfreichen und störenden Stimmen.«

»Aber, Herr Doktor Bösch, wenn meine Stimmen mir ständig einreden wollen, ich könne nur mit ihrer Hilfe heilen, sind das störende oder hilfreiche Stimmen?«

Jetzt sitze ich in der Falle! Die ist zu klug für mich mit ihren Fragen!

Zu meinem Glück fährt Doris selbst fort.

»Die Frage, ob ich verrückt bin oder nicht, treibt mich manchmal fast in den Wahnsinn!«

Die Frau möchte nur zu gerne der Psychiatrie glauben, die ihr immerhin geholfen hat, wieder arbeitsfähig zu werden und ihr Geschäft weiterzuführen.

»Ich hätte nie gedacht, dass ich mich je so intensiv mit solchen Fragen herumschlagen muss. Es wäre einfacher, ich könnte der einen oder anderen Seite glauben. Einfach *glauben,* wie der Priester meint. Doch schon beim Beten kommen Fragen und Zweifel. Aber alles als krank sehen kann ich noch weniger.«

»Sie machen schon das Klügste, was man in dieser Situation machen kann. Nicht entscheiden wollen, was wahr und was falsch ist! Einfach schauen, was für Sie hilfreich ist.«

Sind jene Menschen besser dran, die sich für die eine oder die andere Seite entscheiden? Wir alle müssen ja heutzutage mit großen Widersprüchen existieren. Eine verbindliche Weltsicht gibt es für den modernen Menschen nicht. Es gibt aber ein pragmatisches Kriterium: Solange unser Alltagsleben einigermaßen im Gleichgewicht ist, halten wir die Widersprüche aus und werden mit unseren Erfahrungen in Ruhe gelassen, auch wenn es abweichende Erfahrungen sind. Sobald aber jemand den Halt verliert, sobald er sein Leben nicht mehr bewältigt, beginnen die Experten hüben und drüben, ihre eigene Überzeugung als die allein richtige darzustellen und sie gegebenenfalls sogar durchzusetzen.

Als junger Eiferer hoffte auch ich, diese Widersprüche auflösen zu können. Durch Erfahrung erworbene Gelassenheit erschien mir als Feigheit. Eiferer findet man immer und überall. Dazu gibt es eine schöne Anekdote.

Ein Rabbi war wegen seiner weisen Ratschläge weit herum berühmt. Eines Tages kommt ein Dorfbewohner und klagt ihm sein Leid über den Konflikt mit seinem Nachbarn, der schon seit geraumer Zeit besteht. Er erhofft sich endlich eine Bestätigung, dass er mit seiner Position im Recht ist. Tatsächlich gibt ihm der Rabbi recht, und der Mann geht beruhigt nach Hause. Aber noch gleichentags kommt der Nachbar und beklagt die leidige Streitgeschichte aus seiner Sicht.

»Du hast ganz recht«, sagt der Rabbi auch zu ihm, und der Nachbar geht getröstet von dannen. Jetzt aber platzt dem Schüler des Rabbi, der sonst immer ehrfurchtsvoll und wissbegierig zuhört, doch der Kragen.

»Erlaube mir eine Bemerkung, ehrenwerter Rabbi. Du gibst dem einen recht und dann auch dem anderen. Dabei vertreten sie völlig entgegengesetzte Positionen. Das ist doch ein Widerspruch!«

Der Rabbi lächelt auf seine unverkennbare, verschmitzte Art und Weise und antwortet:

»Ja, da hast du ganz recht!«

So weit die Weisheit des Rabbi. Aber auch die Wissenschaft muss mit ähnlichen Widersprüchen leben. Einstein demonstrierte mit seinen Formeln: Zeit ist relativ. Immerhin existierte sie für ihn noch, und mit seiner berühmten Relativitätstheorie und auch mit der der Quantenphysik kann man offensichtlich sehr gut arbeiten, denn nicht wenige Erfindungen, die unser tägliches Leben angenehm machen, beruhen darauf. Manche Quantenphysiker aber behaupten nun, im Grunde genommen gebe es gar keine Zeit. Einer von ihnen versuchte mit großer Geduld, diese Ansicht seinen Studenten verständlich zu machen. Plötzlich aber schaut er auf seine Uhr und ruft:

»Mein Gott, ich verpasse noch den Zug!«

Er rafft seine Sachen zusammen und rennt aus dem Labor zum Bahnhof, nicht ohne alle 50 Meter auf die Uhr zu schauen, ob er ihn noch rechtzeitig erreichen werde …

Doris fordert mich weiterhin.

»Können Sie mir erklären, warum ich von meinen Stimmen ständig bedroht werde, und andere empfangen ununterbrochen die schönsten Botschaften aus der geistigen Welt? Sind die spirituell so viel weiterentwickelt?«

Wieso gelingt es dieser Frau, mich ständig in die Enge zu treiben?

Ich werde jetzt etwas energischer.

»Ich will Ihnen jetzt einmal etwas sagen, was ich noch nicht vielen Menschen gesagt habe! Es hat viele Vorteile, schimpfende und drohende Stimmen zu hören und nicht gleich Botschaften von Erzengeln oder dem Heiligen Geist zu empfangen. Was glauben Sie, wie viele Menschen durch Botschaften dieser heiligen Wesen schon in allerhand Unglück gerieten?«

Doris scheint ungläubig. Sie fragt sich wohl, ob ich sie verschaukeln will.

»Ich mache keine Witze! Das ist meine ehrliche Botschaft an Sie! Einer Familie zum Beispiel wurde durch ein Medium gesagt, der Erzengel Michael sei persönlich anwesend und fordere sie auf, alles aufzugeben und in einem anderen Land ein spirituelles Zentrum aufzubauen. Diese Familie hat sich durch die Befolgung dieser Ratschläge in enorme existenzielle Not gebracht. Hätte eine Plagestimme wie bei Ihnen das Gleiche gesagt, hätten diese Leute viel eher ihren kritischen Alltagsverstand walten lassen!«

Das scheint Doris einzuleuchten. Also kann ich noch ein Beispiel wagen.

»Eine andere, eigentlich von mir respektierte Heilerin hat einer an Brustkrebs erkrankten Frau mitgeteilt, der Heilige

Geist empfehle ihr dringend, die Chemotherapie abzusetzen. Diese schade ihren Zellen. Was glauben Sie, wie die arme Frau reagiert hat?«

Doris scheint mit der Frau mitzufühlen. Ein hoffnungsvolles Zeichen dafür, dass sie beginnt, ihr eigenes Drama etwas zu relativieren. So meint sie denn auch:

»Dem Heiligen Geist wagt man ja kaum zu widersprechen oder seine Botschaften anzuzweifeln. Obwohl die Frau vielleicht gewusst hat, dass die Chemotherapie sie vor dem Tod retten kann.«

»Genau! Aber mit ein paar Plagestimmen wie bei Ihnen hätte sie es bestimmt leichter gehabt, ihren gesunden Menschenverstand zu gebrauchen. So aber wagte sie, weder die Ratschläge des Heiligen Geistes noch diejenigen der Krebsärzte anzuzweifeln.«

Doris ist jetzt voll dabei. Der Gedanke, lästige Vorfahren könnten weniger Schaden anrichten als gar der Heilige Geist, scheint sie zu faszinieren. In Anbetracht der guten Wirkung lasse ich Doris auch an der weiteren Geschichte teilhaben. Sie ist nicht erfunden. Ähnlich wie Doris war die an Krebs erkrankte Frau katholisch erzogen worden und sogar noch stärker in diesem Glauben verwurzelt. Ich wurde eher zufällig Zeuge ihres Dramas. Jene Patientin wurde zusätzlich noch von Verwandten unter Druck gesetzt, sie müsse der Stimme des Heiligen Geistes gehorchen. Dadurch war sie völlig entscheidungs- und handlungsunfähig. Sie konnte nur noch mit Angst reagieren. Es war Zeit für mich, gegenüber der Verwandtschaft meine Autorität als Arzt und Geistheilexperte ins Spiel zu bringen. So fragte ich die ach so frommen Angehörigen:

»Wer ist der Heilige Geist? Was ist das für ein Wesen? Hat dieses Wesen eine Ausbildung in Medizin oder Onkologie?

Kennt es sich aus in irdischen Belangen oder eben nur in himmlischen?«

Der Begleittrupp der armen Kranken geriet in rechte Verlegenheit. Schon die Frage, wer denn der Heilige Geist sei, konnte niemand beantworten. Das ermunterte mich, noch nachzulegen.

»Auf Facebook kann sogar der Teufel als Heiliger Geist ein Konto eröffnen. Wer wird den *fake account* schon bemerken? Wer garantiert euch, dass der Böse nicht auch bei dieser Heilerin sich als Heiliger Geist eingeloggt hat? Als gute Katholiken wisst ihr doch, dass der Teufel sich nicht selten als hilfreicher Engel verkleidet.«

Die Familie reagierte wohltuend ernüchtert und wagte es trotz der Botschaft des angeblichen Heiligen Geistes nicht mehr, die Kranke in ihrer Mitte von der weiteren Chemotherapie abzuhalten.

Diese Geschichte kann ich Doris noch mitgeben, bevor die Sitzung zu Ende ist. Sie scheint doch etwas lockerer mit ihrer Situation umzugehen, als sie sich verabschiedet. Vielleicht bilde ich mir das aber auch nur ein, um meine positive Einstellung zu mir selbst als Psychiater zu stärken. Man kann es situativ nie wissen. Aufgrund mancher Rückmeldungen darf ich aber meinem Bauchgefühl doch ziemlich vertrauen.

Leichtgläubigkeit ist, wenn es um Botschaften aus dem Jenseits geht, ein sehr verbreitetes Phänomen. Da müssen nicht einmal der Erzengel Michael, der Heilige Geist oder Jesus höchstpersönlich sich melden. Schon die Großmutter genießt als Verstorbene eine erhöhte Autorität und Glaubwürdigkeit. Verkündet sie etwa über ein Medium aus dem Jenseits, der neue Freund passe nicht zur Enkeltochter, dürfte »ihr« Ratschlag nicht selten auf eine stärkere Resonanz treffen, als wenn sie ihn noch zu Lebzeiten gegeben hätte.

Die Frage, was diese Stimmen eigentlich sind und woher sie kommen, ist damit nicht beantwortet. Das Alte und Neue Testament behaupten die Echtheit des Phänomens und stufen es als eine Art Kommunikationsleitung zwischen der Menschenwelt und einem wirklichen Jenseits ein – in beide Richtungen, zu Gott und zu seinem wie auch immer gearteten und benannten Gegenspieler. Ob der Heilige Geist nun wirklich der Heilige Geist ist und der Teufel wirklich der Teufel, wissen wir nicht.

Die berühmte Nonne Hildegard von Bingen lebte in einer Zeit, da diese Fragen leidenschaftlich diskutiert und teilweise mit polizeilichen Mitteln entschieden wurden. Die Fronten verliefen quer durch alle Bevölkerungsteile, auch in der Priesterschaft war man sich keineswegs einig. Die eine Gruppe war überzeugt von der Göttlichkeit der Visionen und Stimmen. Die andere Gruppe hielt das Ganze für Hexen- und Teufelswerk. Hildegard hatte Glück. Der Papst bescheinigte ihr schließlich den göttlichen Ursprung ihrer Botschaften und bewahrte sie damit vermutlich vor Verstoßung oder gar Folter und Scheiterhaufen. Der Streit um Herkunft und Bedeutung solcher Stimmen ist uralt und wurde auch durch das Aufkommen der modernen Psychiatrie nicht entschieden.

Einer der bekanntesten christlichen Mystiker der Neuzeit, Joseph Görres (1776–1848), fasste in seinem ebenso berühmten wie umfangreichen Werk *Die christliche Mystik* die überlieferten Auffassungen über die beiden Antipoden im innerpsychischen Stimmengewirr zusammen, und es ist interessant, wie unterschiedlich er sie in seiner noch heute exemplarischen Darstellung gewichtete. Die heilvollen Eingebungen der Boten Gottes beanspruchen etwa zwei Fünftel, die unheilvollen Einflüsterungen ihrer bösen Gegenspieler ungefähr drei Fünftel seiner Übersicht. Rein quantitativ wären demnach die Heerscharen Satans aktiver als die Gottes. Das sind immerhin schon andere Quoten als in den finsteren Zeiten der Inquisition, in deren Augen nur ganz wenige Eingebungen und sehr, sehr viele Einflüsterungen vorkamen. Dass es bei Görres nicht wenigstens zu einer Pattsituation gekommen ist, dürfte aber auch seinem pädagogischen Eifer geschuldet sein. Eindringlich warnt er davor, dass der Teufel sich als Engel verkleidet und damit alle Menschen in die Irre führt, deren Herz nicht rein und deren Glauben nicht stark genug ist.

Weil mich das Thema der »guten« und »bösen« Geistwesen schon immer beschäftigt hat, konfrontiere ich Anouk damit. Für sie stellt sich die Sache so dar:

»Es gibt weder Gut noch Böse – die Menschen machen sich das selbst.«

Unter dieser Maxime eröffnen sich beachtliche pragmatische Möglichkeiten. Etwas, das sich als »böses Wesen aus dem Jenseits« zeigt und Angst macht, könnte dem betreffenden Menschen zu Mut und Furchtlosigkeit verhelfen, wenn er angemessen mit seiner Erfahrung umgeht. Denn wenn Angst Ausdruck von Lebenswille und Lebenskraft ist, kann es doch nicht mehr darum gehen, sie loszuwerden – im Gegenteil, man sollte seine Angst spüren und aushalten, sie aber keinesfalls verdrängen. Im Übrigen benötigt man dazu nicht etwa notwendigerweise schwer verdauliche Jenseitsvisionen. Rein äußerliche Angstmacher sind genauso geeignet. Jemand, der Angst vor Spinnen hat, kann sich von diesen Tieren helfen lassen, die »Angst vor der Angst« zu verlieren.

»Ja, glaubst du denn überhaupt an ein Jenseits?«

Mit dieser Frage versuche ich, Anouk aus der Reserve zu locken.

»Es ist noch niemand von dort zurückgekommen«, meint sie schulterzuckend.

Das reicht mir nun doch noch nicht ganz. Ich habe das Gefühl, sie weicht aus.

»Aber gesprochen wird von dort aus schon, oder nicht?«, bohre ich nach. Sie aber lässt sich nicht dazu verleiten, ein gültiges Jenseitsmodell zu verbreiten.

»Du weist doch selbst immer darauf hin, dass diese Jenseitsbotschaften meist eine auffällige Nähe zum Weltbild des Empfängers verraten. Glaubst du, das liegt am Absender oder am Empfänger?«

»Vielleicht an beiden«, versuche ich mich an einer rein rhetorischen Entgegnung, um etwas Zeit zu gewinnen, denn natürlich weise ich bei jeder mir passend erscheinenden Gelegenheit darauf hin, dass diese Nähe besteht. Sie aber macht die Nebelwand durch eine weitere Gegenfrage noch ein bisschen undurchdringlicher:

»Glaubst du, dass man das Jenseits, falls es eines gäbe, in einer Sprache beschreiben könnte, die noch nicht einmal für einwandfreie Verständigung im Diesseits reicht?«

Ich bin jetzt doch etwas genervt und stelle die Gretchenfrage:

»Dann gibt es für dich also gar kein Jenseits?«

Sie lächelt und scheint sich am Ziel zu fühlen. Ich habe tatsächlich mein ganzes Fragepulver für heute verschossen. Was kommt jetzt noch? Ihre letzte Antwort steht schließlich noch aus:

»Vielleicht beruhigt es dich, wenn ich sage: Ich kann es nicht unterscheiden.«

Aha! Damit ist nun wieder einmal alles und nichts gesagt! Meint sie das wirklich? Anouk ist mein kritisches Hinterfragen gewohnt. Für uns beide ist es eine Art Spiel, und nicht selten endet unser Dialog in einem Spiel mit Worten. Wir wissen beide, dass Fragen nach dem Jenseits immer zu widersprüchlichen Antworten führen. Auch mein eigenes Verhalten wird für widersprüchlich gehalten – von entgegengesetzten Standpunkten aus. Die einen finden es widersprüchlich, dass ein Arzt und Wissenschaftler mit Medien und Heilern zusammenarbeitet, und die anderen, dass er mit ihnen zusammenarbeitet und gleichzeitig ihre Fähigkeiten und Überzeugungen auch kritisch hinterfragt.

Für mich ist das nicht widersprüchlich. Ich erkenne an, dass es gewisse Phänomene gibt: geistiges Heilen, mediale Durchsagen, Stimmenhören und noch einiges mehr. Und ich arbeite mit Menschen zusammen, die solche Phänomene erkennen oder erzeugen. Das heißt aber nicht, dass ich mit ihnen unkritisch umgehen müsste.

Durchsagen von Verstorbenen, ob durch Medien vermittelt oder durch Stimmenhören empfangen, werden häufig als Beweis angeführt, dass es ein Weiterexistieren nach dem Tode gebe und ein entsprechender Aufenthaltsort, eben das Jenseits, wirklich existiere. Diesen Beweis sehe ich bisher allerdings nicht. In einer geistigen Welt dürfte es nach meinem Verständnis keinen Raum und keine Zeit geben, also keine Distanzen, keine Ausdehnung, keine Geschichte, keine Entwicklung. Und vor allem keine Körperlichkeit. Sonst wäre es doch wohl wieder eine materielle, physische Welt. All das scheint aber »dort drüben« auch zu existieren, wenn man den zahllosen Berichten darüber Glauben schenken mag. Einschließlich eines Lebens im Körper, und sei er aus Astralstoff.

Unser Gehirn scheint in ähnlicher Art wie ein Computer oder ein Handy die Fähigkeit zu haben, Informationen in Bildern, Tönen, Texten und darüber hinaus noch in schwer beschreibbaren, mental-emotionalen Gewissheiten darzustellen. Wir wissen jedoch nicht, ob es jenseits dieser Erscheinungen noch eine andere Realität gibt. Wenn ein Fünfzehnjähriger am Computer eine ganze Stadt und eine ganze Zivilisation entstehen lässt, komme ich nicht einmal auf die Idee, zu fragen, ob es dahinter noch etwas anderes gibt. Der Sinn des Spiels ist das Spiel.

Analog kann ich gut jenen Menschen folgen, die sich auf die Aussage beschränken: Der Sinn des Lebens ist das Leben selbst, und alles darüber hinaus bleibt Glaube, Spekulation und bietet Anlass zu tausendfältigem Missbrauch.

Es gibt auch hierzu eine kleine Anekdote. Zwei Freunde vereinbaren, wer zuerst von ihnen stirbt, der soll zurückkommen und dem anderen berichten, wie es ihm auf der anderen Seite erging. So geschah es auch, der Verstorbene erschien dem Lebenden im Traum. Gefragt, wie es dort drüben denn so aussähe, antwortete er: »Ganz anders!« War er damit zurückgekommen? Oder hatte das Gehirn des Träumers ihn wieder erschaffen?

Und wenn wir jetzt noch in Betracht ziehen, dass so manche uralte Weisheitslehre das Leben des Menschen als geträumte Wirklichkeit ansieht …

STIMMEN, DIE HÖREN KÖNNEN

Anna, 31, kommt in Begleitung ihrer Eltern, weil sie medikamentös stark gedämpft ist. Somit ist sie intellektuell und emotional deutlich stark eingeschränkt und benötigt Schutz und Hilfe. Von sich aus hätte sie sich wohl auch kaum für diese Beratung entschieden, zusätzlich zu ihren sonstigen Therapien, und auch noch aus dem fernen Norddeutschland anzureisen. Wieder ein Fall also, wo wir als letzter Rettungsanker vorgesehen sind. Immerhin verfügt Anna doch über eine gewisse Eigenständigkeit, als dass sie ihre Eltern im Warteraum zurückgelassen hat. Mit allen Anzeichen innerer Verschlossenheit sitzt sie Anouk und mir gegenüber. Sie ist mehrfach gegen ihren Willen in psychiatrische Kliniken eingewiesen worden, und dies hat sie allen Experten gegenüber ängstlich und misstrauisch werden lassen. Nur zögernd und sehr, sehr vorsichtig antwortet sie auf unsere Fragen. Ja, sie höre Stimmen. Sie werde oft von ihnen geplagt.

»Reden Sie mit den Stimmen?«, frage ich sie.

»Ja, natürlich, immer wieder. Ich sage ihnen ständig, geht weg, geht weg, hört auf, hört auf!«

Man habe ihr in der Psychiatrie immer wieder geraten, die

Stimmen wegzuschicken. Daran halte sie sich. Aber sie sei wohl zu schwach, um sich erfolgreich dagegen wehren zu können. Jetzt überlasse ich es vorläufig meiner Ko-Beraterin, fortzufahren, denn an diesem Punkt kann sie sicherlich mehr ausrichten als ich. Anouk eröffnet Anna denn auch in ganz selbstverständlicher Weise, dass auch sie selbst Stimmen höre, und zwar schon seit ihrer Kindheit.

Verblüffung und ungläubiges Staunen bei Anna. Die Frage steht ihr förmlich ins Gesicht geschrieben:

Ist man denn nicht krank, wenn man Stimmen hört?

Es ist natürlich nicht Sinn der Sache, dass Anna sich an dieser möglicherweise schon entscheidenden Stelle des Gesprächs auf das für sie noch unerklärliche Phänomen »Stimmen hören und trotzdem nicht krank sein« konzentriert. Es geht hier schließlich um sie, nicht um jemand anderen. Ich möchte nutzen, dass Anna durch Anouks Eröffnung möglicherweise nicht nur verblüfft, sondern auch etwas aufgeschlossener wird, und schalte mich wieder ein:

»Hören Sie eigentlich immer die gleichen Stimmen oder immer wieder andere?«

»Eine Stimme ist immer da, andere wechseln«, antwortet sie ohne Zögern.

»Wären Sie bereit, sich mit dieser ständigen Stimme etwas zu unterhalten?«

»Worüber soll ich mich denn unterhalten?«

Dafür hat Anouk einen Vorschlag:

»Fragen Sie diese Stimme doch einfach, wie sie heißt!«

Anna tut es – und erhält zu ihrem großen Erstaunen an Ort und Stelle eine Antwort.

»Er sagt, er heißt Ferdinand.«

»Fragen Sie ihn, wie alt er ist.«

Anna schluckt. Aber dann sagt sie klar und deutlich:

»104 Jahre.«

Auf Anna hat dieses Gespräch mit ihrer Plagestimme eine deutlich entspannende Wirkung. Ihre matte, fast brüchige Stimme ist plötzlich kräftiger und klarer, sie wirkt wacher, ja aufgeregt. Es ist offenbar eine Erlösung für sie, zu realisieren, dass sie sich mit dieser Stimme ganz normal unterhalten kann. Bisher hat sie nur immer verzweifelt versucht, sie wegzuschicken und zu unterdrücken.

»Fragen Sie Ferdinand, warum er hier ist«, bittet Anouk sie schließlich.

Auch darauf erfolgt eine Antwort.

»Er sagt, weil er mir helfen will.«

Auf diese Idee wäre sie nun im ganzen Leben nicht gekommen! Das Gespräch wird noch eine Weile fortgesetzt, wobei Anna zunehmend eigene Fragen einbringt. Es wird ein richtiges Begrüßungsgespräch zwischen den »beiden«. Und je vertrauter Anna sich mit der Stimme unterhält, desto »normaler« fallen auch deren Antworten aus, in Ton und Inhalt.

Diese Art der Gesprächsführung mit Patienten, die unter Plagestimmen leiden, ist mittlerweile gar nicht mehr so ungewöhnlich, wie es vielleicht erscheinen mag. Es gibt schon länger ein Netzwerk[3], in dem Betroffene sich gegenseitig helfen. Ja, sogar ganz in der Nähe von Annas Wohnort existiert eine »Selbsthilfegruppe Stimmenhören«, wie ich beim nachträglichen Recherchieren feststelle. Pech für Anna, wenn diese Chance ihr bisher entging. Es waren der holländische Sozialpsychiater Professor Marius Romme und seine Mitarbeiterin Dr. Sandra Escher, die bei dieser Symptomatik, die viel häu-

3 www.stimmenhoeren.de

figer vorkommt, als die Öffentlichkeit glaubt, Pionierarbeit leisteten. Romme ging mit einer stimmenhörenden Patientin ins Fernsehen und wagte es, die eine einfache Frage zu stellen:

»Wer kann dieser Frau helfen? Ich als Psychiater kann es nicht.«

Die Flut der Reaktionen übertraf alle Erwartungen. Sehr bald bildeten sich Stimmenhörer-Netzwerke, am stärksten in Holland und England. Aus wissenschaftlichen Studien weiß man heute, dass zehn bis 15 Prozent aller Menschen mindestens einmal im Leben Stimmen hören. Nur ein Drittel von ihnen kommt überhaupt mit der Psychiatrie in Berührung. Gott sei Dank, möchte man immer noch sagen.

Seinerzeit als Chefarzt habe ich Romme und Escher einmal zu einer Tagung eingeladen. Meine Hoffnung, der Funke würde auch in der Schweizer Psychiatrie überspringen, ging nur zum kleinsten Teil in Erfüllung! Anders als die holländischen Pioniere scheinen die meisten Kollegen im deutschsprachigen Raum noch immer ihren altgewohnten Methoden zu vertrauen, auch wenn diese die Lebensqualität der Hilfesuchenden oft eher noch verschlechtern als verbessern.

In den Stimmenhörer-Gruppen ist man sich einig, dass es nicht gelingt, die Stimmen zu leugnen und zu unterdrücken. Mit diesem falschen Ziel vor Augen werden ärztlicherseits immer noch viel zu viele Medikamente verschrieben. In den Gruppen dagegen geht es darum, den Umgang mit den Stimmen zu erlernen. Verschiedene Möglichkeiten bestehen: sich ablenken und so gut wie möglich überhören, selektiv hören, aktiv in den Dialog eintreten und schließlich, soweit möglich, mit den Stimmen Freundschaft schließen und sie zu Verbündeten machen.

Man erfährt in den Gruppen auch, nicht nur biblische Gestalten hätten Stimmen gehört, sondern auch berühmte Menschen unserer Zeit wie Gandhi, C. G. Jung, die Schauspieler Anthony Hopkins und Zoë Wanamaker.

Anna verlässt uns mit dem Rat, sich regelmäßig mit ihren Stimmen oder wenigstens mit ihrer Hauptstimme zu unterhalten. Und noch einen Tipp der Stimmenhörer-Selbsthilfegruppen gebe ich ihr mit: Man soll mit diesen Stimmen so umgehen wie mit guten Nachbarn. Freundlich mit ihnen sein – aber sich auch nichts Unfreundliches oder Ungebührliches gefallen lassen, ohne sich zu wehren.

Nach ungefähr drei Monaten besucht uns Anna nochmals. Sie zeigt sich als deutlich lebhafter, ihre Stimmung hat sich spürbar aufgehellt. Viel ist in der Zwischenzeit geschehen. Sie hat gewagt, ihrer Psychiaterin von der Beratung bei uns und von deren positiven Folgen zu erzählen. Die betreffende Ärztin muss außergewöhnlich aufgeschlossen sein, denn sie hat Anna weder getadelt noch ihr von der Kommunikation mit den Stimmen abgeraten. Und sie hat Anna auch nicht vor Anouk und mir gewarnt. Diese Psychiaterin hatte von den Stimmenhörer-Selbsthilfegruppen genauso wenig eine Ahnung wie Anna selbst. Offenbar hat sie sich aber dann im Internet kundig gemacht.

»Wenn Sie durch diese Unterhaltungen mit der Stimme weniger Angst haben, ist das eine gute Sache!«, soll sie gesagt haben.

Auf Annas Wunsch hin hat die Ärztin auch die Medikamente reduziert. Anna nimmt jetzt nur noch etwa die Hälfte der früheren Dosis. Und es sei geplant, bei gutem Verlauf nochmals zu reduzieren. Wir unterstützen den Plan, ich rate ihr aber, die Medikamente zunächst nicht ganz abzusetzen.

Übrigens hat nicht nur Anna eine erstaunliche Wandlung durchgemacht, sondern auch der Chor ihrer inneren Stimmen! Sie schimpfen und drängen nicht mehr und verzichten darauf, erpresserisch zu drohen. Und Ferdinand, der ist tatsächlich so etwas wie ein Freund und Berater für Anna geworden.

PSYCHOSE ALS BEFREIUNG

Bevor ich schlaftrunken das Handy in die Hand nehme, werfe ich einen kurzen Blick auf den Wecker. Nachts um 3.30 Uhr ein Anruf? Wer kann das sein? An der Vorwahlnummer auf dem Display erkenne ich, dass es jemand in der Westschweiz sein muss. Aber wer? Und dann noch um diese Zeit! Wohl am besten doch kurz abnehmen, sonst hört das Gebimmel ja nie auf.

»Hallo«, bringe ich mit belegter Stimme heraus. Normalerweise melde ich mich mit meinem Namen. Aber einem anonymen Anrufer mitten in der Nacht gegenüber möchte ich das nicht.

»Herr Bösch, bitte helfen Sie mir! Ich bin in Genf und bin total abgebrannt. Mit meinem letzten bisschen Geld rufe ich Sie an.«

Jetzt erkenne ich diese Stimme, die alle Anzeichen von Verzweiflung aufweist. Sumi, eine Frau Mitte 20 und adoptierte Waise aus Asien, wird von mir schon einige Jahre therapeutisch begleitet.

»Wie um Gottes willen kommen Sie nach Genf? Ich dachte, Sie seien, entgegen meiner Warnung, nach Marseille gereist.«

»Das bin ich ja. Aber in Marseille ist etwas passiert. Und da ist mir Ihre Warnung in den Sinn gekommen wegen der Psychiatrie in Frankreich, über die psychiatrischen Kliniken. Da bin ich sofort weg aus dem Hotel und zum Bahnhof gefahren und habe mit meinen letzten Euro ein Ticket in die Schweiz gekauft. Mein Geld hat aber nur noch bis Genf gereicht. Bitte helfen Sie mir! Bitte!!!«

Dass sie mich kontaktiert, bedeutet, sie vertraut mir und wird aufnehmen können, was ich ihr sage. Das ist gut. Andererseits ärgere ich mich ein bisschen darüber, dass sie sich darüber hinwegsetzt, mich zu nachtschlafender Zeit anzurufen, und dann offenbar noch mit der klaren Erwartung, dass ich ihr sofort aus der Patsche helfe. Ja, soll ich mich jetzt etwa auf den Weg nach Genf machen, um sie dort abzuholen? Und dann wohin mit ihr? Sie hat doch auch Eltern, die ihr weiterhelfen können. Und außerdem muss ich in ein paar Stunden voll da sein, in der Klinik bis abends meinen Job machen. Ich bin auf den Schlaf angewiesen! All das schießt mir in Sekundenschnelle durch den Kopf, bevor ich mich zu einer Reaktion entschließe.

Sumi erlebte seit einigen Jahren psychotische Episoden, die immer wieder einen Klinikaufenthalt erforderten. Anfänglich erhielt sie die Diagnose »Schizophrenie«, dann »manisch-depressive Erkrankung«. Ihre Eltern stellten Kontakt mit mir her, weil sie glaubten, ihre Tochter sei »von einem bösen Wesen besetzt« und dieses müsse nun »mit spirituellen Methoden entfernt werden«. Natürlich konnte ich weder ihre persönliche Diagnose bestätigen noch ihren speziellen Therapiewunsch erfüllen. Nach eingehender Anamnese musste allerdings auch ich feststellen, dass Sumi periodisch psychotisch wurde. Immerhin schien sie wieder ein gewisses Vertrauen in eine psychiatrische Behandlung gefasst zu haben, denn sie wünschte, fortan von mir psychiatrisch begleitet zu werden. Doch das war wegen ihrer wiederholten Krankheitsschübe eine anspruchsvolle Aufgabe, der geschilderte nächtliche Telefonanruf passte nahtlos in dieses Bild. Die Ergebnisse der Behandlung waren spürbar, aber durchwachsen. Manchmal war es möglich, durch energisches Zureden und entsprechende medikamentöse und andere Maßnahmen eine sich entwickelnde Psychose mit ambulanter Betreuung durchzustehen. Manchmal kam als Ausweg nur noch der halbwegs freiwillige Eintritt in die psychiatrische Klinik infrage. »Halbwegs freiwillig« ist die euphemistische Umschreibung einer für alle Beteiligten sehr belastenden psychiatrischen Intervention, die mit Freiwilligkeit eigentlich gar nichts zu tun hat. Mit einfachen Worten gesagt: Ich setzte die Patientin unter Druck, ja, ich erpresste sie. Wir Psychiater verfügen hier über regelrechte Stehsätze:

»Wenn Sie jetzt von sich aus, also freiwillig, in die Klinik eintreten, haben Sie viel größere Chancen, bald in eine offene Abteilung zu kommen. Und Sie können eher bei der Medikamentendosierung mitreden. Wenn Sie dazu nicht bereit sind, bestelle ich jetzt die Ambulanz und lasse Sie per fürsorgerische Unterbringung auch gegen Ihren Willen einweisen.«

Man kann sich vorstellen, dass so etwas zu den unangenehmsten Aufgaben meines Berufs zählt. Es gehört gleichwohl mit dazu, entweder um bestimmte Patienten vor sich selbst oder andere Menschen vor ihnen zu schützen – in gewissen Fällen sogar beides. Ich muss gestehen, dass mir selbst nach

40-jähriger Berufserfahrung solche Sätze nicht ohne Trockenschlucken über die Lippen kommen.

Was diese Patientin betraf, so überwand sie sich dann meist, schließlich »freiwillig« einzutreten. Welche Alternativen hatte sie auch schon? Vernünftig genug, um ihre Unfähigkeit zu erkennen, dem Leben außerhalb der Klinik angemessen zu begegnen, war sie dann noch. Manchmal jedoch war sie dermaßen wütend auf mich, den Repräsentanten der schaurigen Realität, dass sie es vorzog, ganz offiziell unter Zwang, also von der Polizei oder von zwei kräftigen Pflegern begleitet, mit der Ambulanz in die Klinik gebracht zu werden. Wobei ihre Entscheidung für eine Eskorte von ihr selbst offenbar auch als Bestätigung eines Rests persönlicher Autonomie empfunden wurde, denn echten Widerstand leistete sie nie.

Nach der Klinikentlassung kam sie trotzdem jedes Mal wieder zu mir in die Nachbehandlung. Das war durchaus nicht ungewöhnlich. Wenn man mit Menschen auch in ihren schwersten Krisen ehrlich ist und sie nicht mit Lügen überlistet, um sie in die Klinik zu bringen, verlieren sie in der Regel das Vertrauen nicht. Nach einem Klinikaufenthalt war die Behandlung jedoch stets mühsam für uns beide. Sumis Medikamentendosis war regelmäßig so hochgeschraubt worden, dass sie physisch steif, psychisch emotionslos und geistig ideenlos war. Solange sie in diesem »Zombie-Zustand« verharrte, war kaum mehr als therapeutischer Small Talk möglich.

Eine klinikzentrierte Forschung und eine Gesundheitspolitik, die möglichst wenige Klinikeintritte von Psychotikern fordert, begünstigen diesen prekären Zustand leider noch. Sie führten zu der Empfehlung, die hohe Medikamentendosis auch nach der Entlassung des Patienten möglichst lange beizubehalten. Andernfalls würden sie ja wieder rück- und auffällig und müssten erneut eingewiesen werden. Da aber der Zombie-Zustand qualvoll und bar jeder Lebensfreude ist, setzen viele Patienten während der Nachsorge ihre Medikamente eigenmächtig vom einen Tag auf den anderen ab. Der Rückfall in die Psychose ist dann fast unvermeidlich. Genau dies war auch bei Sumi mehrmals der Fall. Deshalb überzeugte ich sie von einer anderen Strategie, nämlich die Medikamente relativ schnell so weit zu reduzieren, dass wieder eine einigermaßen akzeptable Lebensqualität zurückkehrte und in den Sitzungen wieder vertiefte Gespräche möglich wurden. Das erhöht natürlich den Druck auf den ambulant behandelnden Arzt – er trägt ja die Verantwortung für das Risiko. Aber er erhält so immerhin die Möglichkeit, auf die betreffende Person einzuwirken und ihre Selbststeuerungskompetenz zu fördern. Dabei muss er auch ihre Angehörigen und sonstigen wichtigen Bezugspersonen mit einbeziehen. Sie sind es, die auf Anzeichen von Verschlechterung schnell und richtig reagieren müssen, sodass die Medikamenteneinstellung rechtzeitig wieder in Richtung höherer Dosen verändert werden kann – vorübergehend. Immerhin liegen heute seriöse Langzeitstudien vor, die diese Strategie, für die ich früher als ketzerisch und unprofessionell beschimpft wurde, bestätigen.

Mit Sumi hatte sich diese Zusammenarbeit eigentlich sehr gut eingespielt. Sie nahm schließlich auch ohne Rücksprache mit mir hin und wieder zusätzliche Tabletten, wenn sie Anzeichen einer Krise, beispielsweise Schlaflosigkeit, feststellen musste.

Manchmal allerdings versagt auch ein so gut eingespieltes Absicherungssystem, wie ich es um diese Patientin herum aufgebaut zu haben glaubte. Regelrecht gesprengt wurde es durch die emotionale Bindung Sumis an einen bestimmten Mann.

Seit Längerem schon hatte sie wieder Kontakt per SMS und Telefon zu ihm in Südfrankreich. Ob und inwieweit tatsächlich eine gegenseitige Liebesbeziehung bestand, war nicht klar zu ersehen. Jedenfalls versteifte sich Sumi immer mehr auf die Vorstellung, sie müsse diesen Mann wiedersehen. Er würde ihr Freund werden, da war sie sich sicher. Offenbar hatte er die Absicht geäußert, nach Marseille zu reisen, und sie wollte ihn unbedingt dort treffen und dafür möglichst fit sein. Also reduzierte sie entgegen meinem Rat ihre Medikamente, vermutlich noch stärker, als sie zugab.

Wir diskutierten lange und intensiv darüber. Ihr war klar, dass ich gegen diese Reise war und um ihre Gesundheit fürchtete. Meiner Wahrnehmung nach war sie nahe an einem Rückfall in die Psychose, aber nicht in dem Maße, dass Zwangsmaßnahmen gerechtfertigt gewesen wären. Ich vermutete, dass die Beziehung zu dem Mann in Frankreich teilweise auf Einbildung beruhte. So ging das eine Weile, ohne dass der Schwebezustand nach der einen oder anderen Seite aufgehoben worden wäre.

Da rief sie mich an einem Sonntagnachmittag überraschend zu Hause an: Sie fahre nach Marseille. Jetzt, sofort. Ich redete ihr zu, doch wenigstens noch etwas abzuwarten. Ich sagte ihr offen, dass ich einen Rückfall befürchtete. Und ich hielt es für angebracht, die Erfahrungen anderer meiner Patienten in französischen Kliniken anzusprechen:

»Wenn Sie in Marseille voll in eine Psychose geraten, wird es sehr schnell in eine Klinik gehen. Und dort ist der Umgang mit Psychotikern nicht so, wie Sie es aus der Schweiz gewohnt sind.«

Das war natürlich wieder so eine »Intervention in Sachen Realitätsvermittlung«. Mit anderen Worten, ich versuchte, ihr

Angst zu machen, um sie vor Schlimmerem zu bewahren. Es blieb beim Versuch. Ich erreichte sie nicht. Abrupt beendete sie das Telefongespräch. Ich hoffte, sie würde es sich noch einmal überlegen, und ahnte doch, dass sie fahren würde. Aber warum rief sie mich vorher noch an? Und dann am Sonntag zu Hause? Sie wusste doch, dass ich gegen die Reise war. Hoffte sie, doch noch meine Zustimmung zu erhalten? Oder erwartete sie etwa, ich würde sie mit allen Mitteln davon abzuhalten versuchen? Derart widersprüchliche Erwartungen waren alles andere als ungewöhnlich bei ihr. Jedenfalls hörte ich über eine Woche lang nichts mehr von ihr. Bis zum nächtlichen Anruf aus Genf.

Trotz meiner Schlaftrunkenheit muss ich jetzt am Telefon herausfinden, in welcher Verfassung Sumi ist. Das ist ganz entscheidend für meine Reaktion, ich weiß ja um die wahnhaften Entgleisungen, mit denen sie ihre Umwelt wiederholt irritiert hat, milde gesagt. Ganz zu schweigen davon, dass sie sich in akutem Zustand unter Umständen selbst in Gefahr bringt. Sie macht mir aber doch einen recht strukturierten Eindruck. Sie redet kein wirres Zeug. Sie wird nicht ausfallend. Sie scheint auch nicht unter Alkohol- oder Drogeneinfluss zu stehen, soweit ich das vom Telefon her sagen kann. Nein, ein erneuter psychotischer Durchbruch scheint nicht unmittelbar bevorzustehen. Was im Einzelnen »passiert« ist in Marseille, spielt jetzt keine Rolle, außerdem habe ich da so eine Ahnung. Ja, ich denke, es wäre ein Fehler, sie jetzt über die Details der unmittelbaren Vorgeschichte zu befragen. Meine Reaktion muss schnell erfolgen, denn um diese Uhrzeit und am Telefon in ein regelrechtes therapeutisches Gespräch einzusteigen erscheint unangemessen. Das wäre auch nicht in meinem eigenen Interesse, angesichts der schon in wenigen Stunden auf mich zukommenden Aufgaben in der Klinik, denen ich einigermaßen ausgeruht begegnen sollte.

Somit erscheint es als verantwortbar, ihr eine weitere, möglicherweise traumatische, Erfahrung mit fremden Notfalldiensten zu ersparen. Sumi behauptet, kein Geld mehr zu haben für einen weiteren Anruf bei ihren Eltern. Ich bin bereit, diesen Anruf für sie zu übernehmen.

»Aber das werde ich erst in knapp zwei Stunden tun, damit Ihre Eltern halbwegs ausgeschlafen und in der Lage sind, die Hilfe für Sie in sinnvoller Weise in die Hand zu nehmen.«

Sumi schluckt, aber sie lässt sich darauf ein. Ich lasse mir die Nummer der öffentlichen Telefonzelle geben, damit die Eltern sie dort in exakt zwei Stunden anrufen können.

»Das kann nur klappen, wenn Sie in genau zwei Stunden wieder in der Telefonzelle sind, um das Gespräch entgegenzunehmen!«

Ich fühle mich noch zu einer ergänzenden Ermahnung gedrängt.

»Versuchen Sie, sich möglichst unauffällig zu verhalten, damit weder der Sicherheitsdienst noch die Polizei oder die Bahnhofsmission auf Sie aufmerksam werden.«

Andernfalls würde sie riskieren, unversehens in einer fremden psychiatrischen Klinik zu landen mit all den unangenehmen bis traumatischen Erfahrungen. Endlich kann ich versuchen, erneut in den Schlaf zu finden. Doch das gelingt nicht. Ich beginne mich über mich selbst zu ärgern und mir Sorgen um meine Patientin zu machen. War mein Vorgehen nicht doch ein wenig zu forsch? Habe ich die Fähigkeit dieser mir anvertrauten, psychisch kranken Person, sich in einer solchen Situation im Griff zu behalten, nicht etwa doch krass überschätzt? Ich weiß ja nur zu gut, dass sie sogar im psychosenahen Zustand noch recht vernünftig wirken kann – um dann doch ansatzlos wieder auf unsinnige oder gefährliche Ideen zu kommen, sobald sie nur ein paar Stunden zu lange sich selbst überlassen bleibt. Dass ich mich bei meiner Entscheidung durchaus von professionell abgestützten Überlegungen leiten ließ, spielt auf einmal keine Rolle mehr. Ich martere mich mit der Frage, wie ich überhaupt eine so blödsinnige Lösung vorschlagen konnte. In der irrigen Meinung, mit diesem Vorgehen noch ein wenig Schlaf zu retten! In solchen Momenten zweifelt auch ein Psychiater an sich selbst.

Doch es geht alles gut! Und nach wenigen Tagen schon kommt Sumi in meine Sprechstunde. Mit ihrem Einverständnis habe ich Anouk hinzugezogen. Ich erhoffe mir dadurch, an diesem außergewöhnlichen Fall möglicherweise einen Aspekt zu entdecken, der sich der klassischen psychiatrischen Deutung entzieht. Zusammen erfahren wir jetzt die ganze Marseille-Geschichte. Sumi erzählt zusammenhängend und klar, akute psychotische Symptome sind jedenfalls nicht mehr zu erkennen, obwohl sie nach allem, was sie zu berichten hat, in Frankreich am Rande des Abgrunds gestanden haben muss.

Den Mann traf sie gar nicht erst. Entweder wurde sie von ihm getäuscht, oder sie hatte sich sehr viel, vielleicht sogar alles eingebildet, was die Verbindung betraf. Jedenfalls war die Enttäuschung groß, was den unstabilen Zustand ihrer Psyche verstärkte. Und irgendwann tat sie etwas, das ich so oder ähnlich schon fast vermutet hatte: Eines Abends riss sie die Blumen auf ihrem Hotelbalkon aus den Töpfen und legte sie auf dem Boden aus. Fein säuberlich, wie es anhand ihrer Erzählung scheint. Die Töpfe warf sie auf die Straße. Im Hotel interpretierte man das verständlicherweise als Randalieren und rief wohl die Polizei. Sumi muss das sehr schnell realisiert haben und erinnerte sich sofort an meine Warnung hinsichtlich der französischen Psychiatrie. Blitzschnell raffte sie ihre Sachen zusammen und verließ das Hotel in Richtung Bahnhof, um gleich ein Ticket in die Schweiz zu lösen. Glücklicherweise reichten ihre Euro gerade noch bis nach Genf.

Da war es also wieder, dieses seltsame Verhalten, für das bisher niemand eine Erklärung gefunden hatte. In fast jeder ihrer psychotischen Episoden hat Sumi Pflanzen aus irgendwelchen Töpfen gerissen und sie gebündelt oder zum Trocknen aufgereiht. Einmal besuchte ich sie in einer dieser Phasen in ihrer Klinik. Und traf eine ganz andere Sumi an als die, die ich von der Sprechstunde her kannte. Nicht das brave, überangepasste, fast noch kindlich wirkende Mädchen mit den weichen Gesichtszügen. Sondern eine energische, laute, sich beinahe herrisch gebärdende Frau mit deutlich härteren Gesichtszügen. Ich habe sie zuerst fast nicht erkannt!

Anouk greift ungewöhnlich rasch ins Therapiegespräch ein, sobald sie die Sache mit den Balkonpflanzen hört. Sie hat drei Jahre in Asien gelebt und dabei fast ausschließlich mit Einheimischen Kontakt gehabt.

»In China haben die Leute um mich herum dauernd Pflanzen gesammelt und getrocknet. Sei es als Gemüse, als Gewürze oder auch als Heilmittel.«

Ich habe das Gefühl, jetzt sind wir alle drei doch etwas verblüfft. Sogar Anouk, die damit wie aus heiterem Himmel einen Beitrag geleistet hat, der eine Tür öffnet, die mir und allen anderen Therapeuten bisher verschlossen war.

Natürlich standen entsprechenden Fragen schon lange im

Raum: Wie findet dieser seltsame, zwanghafte Umgang mit Pflanzen während Sumis Krankheitsphasen eine Erklärung? Sind es unbewusste Erinnerungen, die sich in der Psychose jeweils durchsetzen? Hat das auch zu tun mit ihrer im psychotischen Schub veränderten Persönlichkeit, die so viel stärker und authentischer wirkt als die Sumi, die wir aus ihren sogenannten gesunden Phasen kennen? Jetzt dämmert mir: Da muss es einen tief verborgenen Persönlichkeitsanteil geben, der sich wohl schon in früher Kindheit gebildet hat, dem aber hier in Mitteleuropa kein Existenzrecht zugebilligt wurde.

War Anouks erster Einwurf noch mehr Geistesblitz als mediale Eingebung, so kann sie dank ihrer speziellen Fähigkeiten jetzt noch mit einigen Mitteilungen über die leibliche Mutter Sumis aufwarten, die meine Patientin aufwühlen, aber auch ungemein zu erleichtern scheinen:

»Ich habe immer irgendwie gewusst, dass man mir über meine Mutter Lügen erzählt. Aber ich blieb mit dieser Gewissheit all die Jahre allein.«

Die Patientin wirkt wie ausgewechselt. Mit ungewohnter Offenheit lässt sie uns an ihrer subjektiven Erfahrung während ihrer psychotischen Episoden teilhaben.

»Ich habe diese Schübe von Zeit zu Zeit einfach gebraucht! Es war immer wie eine Befreiung! Ich konnte einen Teil von mir leben, der sonst total weg war und keine Existenzberechtigung hatte.«

Doch warum hatte dieser Teil aus der Kindheit bis dahin keinen Platz in ihrem Leben?

»Man hat mir immer gesagt, was für ein Glück ich hätte, dass ich in der Schweiz aufwachsen durfte. Und ich hatte ständig ein furchtbar schlechtes Gewissen, weil ich deshalb nicht glücklich und dankbar war.«

»Was hat man Ihnen denn über Ihre Ursprungsfamilie erzählt?«

»Fast nichts, aber ich hatte immer Sehnsucht nach ihr und fühlte mich deshalb auch noch schuldig. Aber etwas hat einfach immer gefehlt.«

Im Grunde hatte Sumi ihren Adoptiveltern und Therapeuten den Schlüssel zu ihrem rätselhaften Verhalten direkt vor die Füße gelegt – doch wir alle waren nicht imstande, ihn zu ergreifen und zu erkennen, wo der Hebel zu einer erfolgreichen Therapie lag, nämlich in ganz bestimmten, verdrängten frühkindlichen Erfahrungen. Im Sinne der symbolischen Krankheitsdeutung inszenierte sie unbewusst genau das, woran sie selbst litt: an der Wurzel ausgerissen worden zu sein und seelisch zu vertrocknen. Nun, da die Tür einmal aufgestoßen war, griff plötzlich sogar die übliche psychiatrische und psychotherapeutische Behandlung. Mit etwas familientherapeutischer Unterstützung war viel Versöhnung mit ihren Adoptiveltern möglich, die der frühesten Lebensgeschichte von Sumi nun auch Raum zu gewähren wagten. Dadurch wurde es auch für Sumi besser möglich, jenen tief vergrabenen, bisher konsequent verdrängten Teil des eigenen Wesens in ihre ja schon ausgebildete Persönlichkeit zu integrieren. Endlich Zugang zu den eigenen Wurzeln zu haben – welch ein Geschenk!

Sehr deutlich bleibt mir selbst in Erinnerung, wie ich – schon Mitte 30 – die Verbindung zu meinen eigenen Wurzeln wiederfand und zugleich innere Versöhnung mit meinem Vater erlangte. Alle wunderten sich, als ich – bereits Oberarzt an der Zürcher Uniklinik – für viele unerwartet dem Appenzeller Jodelchor beitrat, um meine tiefste und ursprünglichste Ausdrucksmöglichkeit wieder zu pflegen, den ganz spezifischen

Appenzeller Naturjodel, den mein Vater so meisterhaft beherrschte!

Offenbar ist es Sumi ähnlich ergangen wie mir, und sie hat nachträglich entdeckt, wie lange sie nach etwas dürstete, das sie nicht erkennen konnte, obwohl sie doch wusste, dass es existieren muss. Es verschafft nicht nur Bodenhaftung und Realitätssinn, und damit Lebenstüchtigkeit und Lebensqualität, sondern auch einen wohltuenden inneren Frieden, wenn man weiß, wo man herkommt – und wenn man diese Erinnerung harmonisch in seiner Mitte bewahren kann. So ist es auch nicht verwunderlich, dass Sumis Heilung noch eine kaum erwartete Fortsetzung fand. Ein neuer Mann trat in ihr Leben, und eine Beziehung von bisher nicht gekannter Stabilität entwickelte sich.

In gewisser Weise hatten die Eltern also doch recht mit ihrer Vermutung, Sumis Symptome würden durch eine Besetzung verursacht. Nicht eine »Besetzung« nach herkömmlicher Vorstellung allerdings. Ein in früher Kindheit gebildeter Persönlichkeitsanteil kämpfte immer wieder um sein Existenzrecht und scheint Sumis Psychoseschübe verursacht zu haben. Dass der Schlüssel zur Befreiung von der Krankheit in dieser Krankheit selbst lag, verweist auf eines der größten Heilgeheimnisse überhaupt.

LIVE IS LIFE

Was ist denn das? Wir sind schon fünf Minuten über der Zeit, und die nächste Klientin ist noch nicht da! Ein eher seltenes Ereignis, vor allem beim heutigen Anlass: eine Liveberatung. Das Publikum umfasst auch heute wieder mehrere Dutzend Zuschauer. Langsam wächst die Ungeduld. Es soll endlich weitergehen. Wenn sich die Dame doch nur vorher entschuldigt hätte! Die Warteliste für die Zulassung als Klient in diesem Beratungsformat ist lang. Es wäre sicher jemand nachgerückt. Aber was jetzt?

Ich versuche, aus der Not eine Tugend zu machen, und wende mich direkt ans Publikum:

»Möchte jemand die ungewöhnliche Gelegenheit nutzen, dass eine Sitzung frei geworden ist?«

Sofort meldet sich ein schon etwas älterer Mann. Er ist mir bereits während der vorhergehenden Sitzungen durch lebhaftes Mienenspiel und offensichtliches »Mitgehen« aufgefallen. Nach kurzer Vorstellung beginnt er sogleich mit der Schilderung seines Problems …

Nicht selten erfolgt eine erstaunte Reaktion, wenn jemand davon erfährt, dass es Menschen gibt, die ihre persönlichen Probleme öffentlich zu schildern bereit sind, um therapeutische Hilfe zu erhalten – und dass sich Menschen finden, die dies live mitzuverfolgen wünschen. Ja, es scheint ein Bedürfnis danach zu bestehen. Meiner langjährigen Beobachtung nach hat dies ganz und gar nichts mit dem weit erstaunlicheren Phänomen des »Fremdschämens« zu tun. Der »Thrill«, den es Millionen Menschen verschafft, wenn B-Promis sich im Fernsehen Ekelprozeduren unterziehen, ist eine psychologisch komplexe Erscheinung, die mit dem Begriff »Voyeurismus« nur unzureichend beschrieben ist. Das Dabeisein bei Liveberatungen dagegen ist in der Regel von dem Wunsch nach Selbsterkenntnis motiviert. Oder es ist Teil einer Aus-bildung und damit ein anerkanntes psychiatrisch-psychologisches Instrument, das auf langjährige Erprobung und Standardisierung zurückblickt.

Ich selbst habe extensive Erfahrung damit sammeln dürfen und war bei der Entwicklung des Formats mit beteiligt. Immer schon hat mich fasziniert, dass die Wirkung der therapeutischen Intervention sich spürbar intensiviert, wenn unbeteiligte Dritte dabei sind – natürlich mit Einverständnis des oder der Patienten. Das muss etwas mit der Macht zwischenmenschlicher Emotionalität zu tun haben. Unter Beobachtung von außen scheint sich die Gesprächsatmosphäre gleichsam zu verdichten. Wir kennen das ja auch aus dem Sport und aus der Bühnenkunst: Je mehr Menschen anwesend sind, desto größer erscheint die Bedeutung des Ereignisses – und desto konzentrierter ist die Performance der Beteiligten. Alle holen dann »mehr aus sich heraus« – nicht zuletzt auch die therapeutische Seite. Natürlich muss das Format auch ihr liegen.

Die Liveberatung wurde im Rahmen der Paar- und Familientherapie entwickelt. Ihre Vorstufe bildete die Videoaufzeichnung, einerseits als Besprechungsgrundlage mit den Klienten, andererseits zu Lehrzwecken. Dann kam das Setting mit der Einwegscheibe, die zum Therapieraum hin verspiegelt, von der Beobachterseite her durchsichtig ist. Die Annahme dabei war, dass die sichtbare Gegenwart von Supervisoren und Auszubildenden für Patienten und Therapeuten als störend empfunden würde. Auf Dauer durchgesetzt hat sich dieses Setting dann jedoch nur im Rahmen des Polizeiverhörs, nicht aber in der Beratungspraxis. Dort, wo ich in den Achtzigerjahren in Deutschland Ausbildungen in Paar- und Familientherapien durchführte, stand keine Einwegscheibe zur Verfügung. Deshalb wagten wir den Versuch, bis zu 40 Studenten im Therapieraum zu platzieren. Zu unserer Verblüffung entstand der oben beschriebene Effekt: Das therapeutische Gespräch gewann an emotionaler Dichte – und damit auch der Erkenntnisgewinn der Klienten an »Eindringtiefe«.

Der Mann, der sich spontan für eine Konsultation gemeldet hat, schildert uns seine Geschichte:

»Ich hatte ein eigenes Unternehmen in der Elektronikbranche. Mit 60 habe ich das Geschäft verkauft, um endlich einmal andere Dinge zu machen. Ich habe eine sehr liebe Frau und …«

Ausführlich erzählt er, was er alles so treibt, dass seine Zeit mehr als ausgefüllt ist und dass ihm alles so viel Spaß macht. Bei alldem werde ich den Eindruck nicht los, er müsse sich von seinem erfüllten Leben irgendwie selbst überzeugen. Und dann kommt er mit seinem Problem:

»Einige Zeit nach dem Geschäftsverkauf hat sich in meiner rechten Schulter ein heftiger Schmerz gemeldet, hauptsächlich beim Treppensteigen und beim Bergwandern. Später hat sich auch ein Druck im Solarplexus und aufsteigend in der Brust dazugesellt. Ich habe alle möglichen Abklärungen vornehmen lassen und auch diverse Therapien gemacht, von Tiefenpsychologie bis Körpertherapie. Aber ohne durchschlagenden Erfolg. Für die Fachleute ist das Ganze komplett rätselhaft.«

Der Mann erzählt weiter von seiner Kindheit und dem Trauma, das er als Sechsjähriger erlebte, als seine Mutter ihn und die Geschwister im Stich ließ.

Aha, das psychoanalytische Klischee, es müsse alles mit der Kindheit zu tun haben, hat man also auch ihm untergejubelt.

Nicht selten bin ich damit angeeckt, dass ich dieses Erklärungsmodell für dringend reformbedürftig halte. Umso mehr bei einem Menschen, der bis ins dritte Lebensalter hinein doch erfolgreich und gesund gewesen ist. Schon unter pragmatischen Gesichtspunkten ist es recht unergiebig, seine Motivation zur Mitarbeit dadurch auf die Probe zu stellen, indem man gemeinsam auf die Suche nach postnatalen Entbehrungserscheinungen oder bisher völlig unerkannten, sicherlich aber gravierenden Kindheitstraumata geht. Und es ist meist schlicht unergiebig, wenn man nach etlichen Jahrzehnten Gesundheit den Grund für plötzlich auftretende, medizinisch nicht erklärbare Schmerzen herausfinden will. Auf jeden Fall ziehe ich die Kindheit dann nicht sogleich als Hauptursache in Betracht.

»Warum haben Sie Ihre Firma aufgegeben?«, frage ich also.

Der Mann scheint verblüfft. Diese Frage hat er offenbar nicht erwartet. Doch er scheint ehrlich an einer Klärung interessiert. Und schon erhält die Friede-Freude-Eierkuchen-Version, die er uns zunächst aufgetischt hat, erste Risse. Er offenbart, dass ihm das veränderte Geschäftsgebaren seiner Zulieferer und Kunden die Freude am Beruf genommen hat. Das scheint mir ein Nachhaken wert.

»Ich will nicht indiskret sein und Sie nach Ihrem Alter fragen. Aber es scheinen mir doch nur noch wenige Jahre gewesen zu sein, die Sie da durchzuhalten gehabt hätten.«

Er scheint nachdenklich zu werden, aber gleichwohl bleibt er bei der Überzeugung, er habe jetzt auch ohne seine Arbeit ein erfülltes Leben. Es gehört zu den Regeln meines Berufs, Patienten nicht zu konfrontieren – es sei denn, man ist in der Lage, sie im Falle einer dadurch eintretenden Dekompensation auch wieder aufzufangen. Was in einer einzigen Sitzung nur schwerlich möglich ist. Also schweige ich. Auch Anouk scheint ganz in sich versunken.

»Ich bin wohl ein hoffnungsloser Fall?«

Dieser Mann scheint völlig resigniert. Irgendwie passt das alles nicht zusammen, was er sagt, weder für ihn noch für mich. Doch nun hat er erreicht, dass Anouk reagiert:

»Also, ich sehe schon, wo das Problem liegt. Ich muss mir nur überlegen, wie ich es formulieren kann.«

Seine Miene hellt sich auf. Er ist ganz Ohr. Erwartet er von ihr eine medial empfangene Mitteilung? Wenn er sich da mal nicht täuschen wird.

»Sie haben ein Talent! Es hat mit Ihrem früheren Beruf zu tun. Dabei geht es nicht einfach um Verkauf von Lautsprechern. Ihr Talent bezieht sich auf komplexe elektronische Anlagen und auf komplexe akustische Planungsaufgaben. Sie haben gewählt, es zu ignorieren. Die Schmerzen sind mit der Berufsaufgabe verknüpft.«

Unser Klient ist perplex.

Hat er begriffen, was Anouk meint? Oder ist er enttäuscht, dass sie ihm eine so einfache Erklärung gibt?

»Ein Maler mit dem entsprechenden Talent malt, weil er nicht anders kann. Er wird immer und überall malen. Selbst unter den unmöglichsten Bedingungen. Wenn ein Maler sich beklagt, die Räumlichkeiten seien nicht gut oder das Licht oder er habe keine Zeit, dann ist er nicht von seinem Talent in die Pflicht genommen. Und wenn er wirklich echtes Talent hat, wird er ähnlich reagieren wie Sie. Er wird Probleme bekommen, weil er nicht mehr malt. Auch Sie haben diese Art von Talent. Man darf es nicht ignorieren. Man muss es ausüben.«

Während dieses für Anouks Verhältnisse doch ziemlich langen Kommentars kommt Farbe in das Gesicht des Mannes. Seine Augen beginnen zu leuchten. Die Gesprächsatmosphäre ist wie ausgewechselt. Spontan setzt er seine Schilderung fort, jetzt unter ganz anderem Vorzeichen.

»Ich habe mein Geschäft seinerzeit ohne jegliches Startkapital begonnen. Und habe gleich Erfolg gehabt. Mein Kundenkreis wurde immer größer. Zum Schluss konnte ich mir die Aufträge aussuchen.«

Ein Lieblingswort von ihm scheint »Herzblut« zu sein. Die damit verbundene Energie ist sicher bis in die hinteren Reihen des Saals zu verspüren, als er davon erzählt, wie er sogar an Sonntagen seine Installationen getestet hat. Und auf Urlaube verzichtete. Aber auch seine tiefe Enttäuschung über den Geschäftsnachfolger bekommen alle mit.

»Er betreibt das Geschäft, um Geld zu verdienen. Ich habe ja nichts dagegen. Auch ich habe gutes Geld verdient. Aber das allein genügt nicht. Dieser Mensch denkt rein merkantil. Damit fehlen die entscheidenden Innovationen. Und die Konkurrenz schläft nicht. Aber ohne neue Entwicklungen wird das Geschäft nicht erfolgreich bleiben.«

Anouk ergänzt: »Das Talent ist nicht unbedingt das, was einem am meisten Freude macht. Es heißt nicht, dass einem der Erfolg geschenkt würde. Es bedeutet nicht, dass keine Schwierigkeiten auftauchen. Wie gesagt, ein Maler oder Musiker, der ein solches Talent hat, kann nicht anders, als eben sein Talent umzusetzen, selbst wenn er glaubt, etwas anderes würde ihm mehr Freude machen.«

Unser Überraschungsgast scheint zu spüren, dass diese Erklärungen ins Schwarze getroffen haben. Das weitere Gespräch dreht sich überhaupt nicht mehr um seine körperlichen Schmerzen, sondern darum, wie er seine Seele wieder zum Leben erwecken kann. Darum, wie er ihre Sehnsucht erfüllt: indem er sein persönliches Talent verwirklicht.

Meine Nachgedanken beschäftigen sich zunächst mit der Frage, ob man auch einen Banker ermuntern sollte, sich ganz der Ausübung seines Talents zu widmen. Aber warum nicht? Wenn es ein untalentierter Banker ist, bleibe der Welt ein *Misfit* erspart, der mit seiner Macht in einem für ihn falschen Beruf Schaden anrichtet. Er müsste sich dann eigentlich den Beruf suchen, für den er talentiert ist. Ob er das tun würde, ist natürlich die Frage. Viele Menschen verursachen dadurch Schaden, dass sie an der für sie falschen Stelle arbeiten. Aber wenn es tatsächlich ein talentierter Banker ist, sollte er einfach Banker sein dürfen. Er würde diesem Beruf womöglich etwas von der Inspiration einhauchen, an der es vielen seiner Repräsentanten heute gebricht.

Die zweite Frage, mit der ich mich beschäftigte, lautet: Wäre auch ich oder irgendein Berufskollege von mir irgendwann darauf gekommen, unser Klient hätte trotz seiner 70 Jahre wieder in seinem Beruf tätig werden sollen? Schon möglich, aber wohl kaum nach nur 15 Minuten Anamnese. Dazu bedarf es ebenfalls des Talents. Eines sehr speziellen Talents.

Die Sache lässt mir keine Ruhe, und einige Wochen später entscheide ich mich zu etwas Ungewöhnlichem. Nicht zu einer Regelverletzung, aber zu einem Stilbruch. Ich rufe bei dem Akustiker an.

»Glauben Sie, dass die Beratung Wesentliches aufgedeckt und Ihnen geholfen hat?«

Er zögert nicht einen Augenblick.

»Das ist für mich heute noch genauso klar wie in der Sitzung. Es wurde die wichtigste Ursache für mein Gesundheitsproblem aufgedeckt. Aber ich habe noch viele Fragen!«

Irgendwie schaffen wir es, einen Termin freizuschaufeln. Es findet eine weitere Sitzung statt, ohne Zuhörerschaft. Ich versuche, ihn zu einer Bewertung der Situation zu bringen.

»Sie haben ja Ihr Leben als Pensionär als erfüllt und glücklich beschrieben. Trotzdem haben Sie sehr unglücklich gewirkt. Was war los?«

»Die praktische Umsetzung meiner Begabung hat gefehlt. Das ist mir jetzt sonnenklar! Darum habe ich bereits Schritte unternommen, um meine alte Tätigkeit fortsetzen zu können.«

»Und hat sich an Ihren Beschwerden etwas geändert?«

»Sie sind noch nicht ganz weg. Aber doch spürbar weniger. Und ich bin sicher, dass sie verschwinden werden. Ich habe meine ängstliche Schonhaltung aufgegeben. Kürzlich habe ich einen längeren Lauf bergauf im Eilschritt gemacht. Und hatte null Beschwerden!«

Er sprüht wieder vor Vitalität. Man glaubt ihm auf Anhieb, wenn er sagt, ein weiteres Talent von ihm sei, Menschen begeistern zu können.

Nach der Konsultation gelingt es mir, Anouk in ein Gespräch zu verwickeln.

»Wie konntest du nach so kurzer Zeit sehen, dass er dieses besondere Talent hat?«

»Ich sehe es einfach.«

Aha, auch so ein Fall von besonderem Talent.

WO IST DER GEIST GEBLIEBEN?

»Die Psychiatrie des 20. Jahrhunderts hat die Geisteskrankheiten auf Krankheiten ohne Geist reduziert. Ohne die Wissenschaft der Metaphysik einzubeziehen, können wir der Geisteskranken nicht gerecht werden.«
Es wäre zu wünschen, dass in der Psychiatrie die mahnende Stimme Franco Basaglias wieder Gehör fände. Der italienische Reformpsychiater hat schon vor 40 Jahren ein wichtiges Problem auf den Punkt gebracht, und nicht nur für seinen Berufsstand. Wobei die »Wissenschaft der Metaphysik« für ihn keine reine Verstandesdisziplin war, als die sie in der akademischen Philosophie betrieben wird. »Metaphysik« war für ihn vielmehr ein Deutungsansatz psychischer Phänomene, die so radikal »anders« sind, dass man sie nur mit so unscharfen Begriffen wie »jenseitig« oder »paranormal« belegen kann. Und, was für mich selbst mindestens ebenso wichtig ist: Es bedeutete für ihn auch, diesen Phänomenen mit aufrichtiger ärztlicher Empathie gegenüberzutreten.

Basaglia wandte sich gegen eine Entwicklung, die mit der Aufklärung begann und natürlich nicht auf die Psychiatrie beschränkt ist. Einfach ausgedrückt, ging und geht es darum, die

Erfahrung des »Übernatürlichen« als krankhaft hinzustellen. Damit wurden nicht nur bestimmte Formen »geistigen« Sehens, sondern auch jede Mystik aus der Mitte der Gesellschaft vertrieben. Dimensionen menschlicher Grunderfahrung, die in älteren Zeiten als akzeptiert, im Prinzip sogar als wertvoll galten, wurden ins gesellschaftliche Abseits gedrängt, und zwar ausnahmslos. Das war neu, auch wenn bestimmte Instanzen wohl schon immer ihre Macht dazu missbraucht hatten, die eine oder andere Form des Navigierens in dieser psychischen Erfahrungswelt als »nicht akzeptabel« zu markieren und ihre Protagonisten gar zu verfolgen.

Der Vernichtungsfeldzug des »wissenschaftlichen Denkens« gegen die sogenannte paranormale Erfahrungsdimension führte zu einer beispiellosen Diskriminierung selbst von höchst verdienstvollen Menschen. Im Jahre 1928 veröffentlichte der deutsche Anstaltspsychiater Wilhelm Lange-Eichbaum ein umfangreiches Werk mit dem Titel *Genie, Irrsinn und Ruhm*. Darin führte er über 300 herausragende Persönlichkeiten der europäischen Kultur- und Geistesgeschichte als pathologisch vor. Künstler, Denker und Politiker wurden darin gleichermaßen erfasst wie religiöse Führer. Lange-Eichbaum berücksichtigte in seinem Werk viele frühere Arbeiten, hauptsächlich aus dem 19. Jahrhundert, also jener Zeit, da das materialistische Weltbild sich gerade machtvoll gegen das metaphysische durchsetzte.

Gar nicht gut weg kommen bei ihm, wie sich denken lässt, die Begründer abendländischer Religiosität, von Moses über die Propheten und Jesus samt Aposteln, bis hin zu den religiösen Lehrern unserer Zeit: Sie alle galten ihm als geisteskrank. Ihre reichhaltigen Visionen himmlischer Gestalten oder von Dämonen und Teufeln werden ausnahmslos als »krankhafte

Halluzination« interpretiert. Diese Klassifikation war als Beitrag zur schon seinerzeit tobenden Diskussion um eine verbindliche Definition von psychischer Gesundheit und Pathologie gemeint. Und sie stellte den Psychiatern eine willkommene, weil bequeme Typologie zur Verfügung, auf die sie sich künftig berufen konnten, um unerklärbare psychische Phänomene einer institutionellen Weiterverarbeitung zuzuführen.

Ein wirkungsmächtiges Standardwerk der Psychiatrie sprach damit allen Menschen, die »paranormale« Erfahrungen machen, die geistige Gesundheit einfach ab. Der Geist als Geist wurde somit ins Exil geschickt. Er existierte für die Psychiatrie fortan im Grunde nur noch als psychochemisches Derivat von Vorgängen in Gehirn und Nervensystem. Konsequenterweise entwickelten sich die Psychiater von »Seelenärzten« zu Fachärzten mit Rezeptblock in der Hand.

Die moderne Psychiatrie kennt für »Vision« nur ein Synonym: Halluzination. Und nur eine einzige Richtung, in die sich ihre diagnostischen Schlussfolgerungen bewegen: Schizophrenie, Psychose. Ein großer Teil unserer Kultur gründet nach solcher Auffassung in letzter Konsequenz also auf den Trugbildern unserer geisteskranken Vorfahren.

Die zentrale Gestalt unserer abendländischen Kultur und Religion ist zweifellos Jesus. Was ihn betrifft, nimmt bei Lange-Eichbaum neben der Feststellung der Psychose, insbesondere des Größenwahns, die Aufzählung krankhafter Symptome aufgrund der historischen Quellen fast keine Ende: hochfahrende Reizbarkeit, starke Egozentrizität, affektive Maßlosigkeit, extrem schizoide Psychopathie, fanatische Unduldsamkeit – und so weiter und so weiter. Natürlich war ihm bewusst, wie explosiv seine Interpretationen waren. So bemüßigte er sich, zwischen dem historischen Jesus und dem vergöttlichten Messias zu unterscheiden. Das Werk Lange-Eichbaums ist nicht etwa aus der Fachwelt verschwunden. Es wird heute noch immer wieder nachgedruckt, wurde sogar unlängst in überarbeiteter Form neu herausgegeben.

Wohl nicht ungern überlässt die zeitgenössische Psychiatrie das Minenfeld der psychopathologischen Spekulationen über historische Persönlichkeiten meist jedoch den missionarisch getriebenen Atheisten. Allerdings bietet deren pseudowissenschaftliche Tätigkeit nicht nur einschlägig gesinnten Skeptikern, Journalisten und Sektenaufklärern, sondern durchaus auch psychiatrischen Fachkollegen einen fast unerschöpflichen Fundus für Verunglimpfungen aller Menschen, die über mystische Erfahrungen berichten. Es ist schon so weit gekommen, dass mit dem Etikett »Esoteriker« Karrieren zerstört wurden. In weiten Kreisen der Gesellschaft herrscht immer noch Bedenkenträgerei, ja Angst gegenüber Menschen vor, die sich dazu bekennen, mit geistigen Welten in Verbindung zu stehen. Ein launig gemeinter Satz des ehemaligen deutschen Bundeskanzlers Helmut Schmidt, obwohl in ganz anderem Zusammenhang gesprochen, reflektiert diese Einstellung perfekt: »Wer Visionen hat, der sollte zum Arzt gehen.«

Ein Riss geht durch unsere Gesellschaft. Auf der einen Seite die exponentiell wachsende Zunahme von Geistheilern und Medien und ein blühender Markt der Lebenshilfe- und Esoterikmessen, die immer größere Menschenmengen anziehen. Auf der anderen deren Verurteilung und Abqualifizierung durch Ärzteorganisationen, Theologen, Journalisten und sogar Behörden, die nicht müde werden, vor dem Boom des »volksverdummenden Aberglaubens« zu warnen.

Werden wir in der Haltung eines einseitig positivistischen Rationalismus gefangen bleiben? Gibt nicht schon allein die moderne Physik Anlass genug, diese veraltete Weltanschauung aufzugeben? Die Anleihen der zeitgenössischen Esoterik bei der Quantenphysik erfolgen meiner Meinung nach nicht rein willkürlich, auch wenn sie deren komplexe Aussagen sich bisweilen recht naiv anverwandelt, um »kosmisches Bewusstsein« zu zelebrieren. Es sind im Übrigen Aussagen von Quantenphysikern verbürgt, dass selbst sie ihre eigene Wissenschaft oft nicht verstehen können. Und es war Werner Heisenberg, einer ihrer Wegbereiter, der sagte: »Die Quantentheorie ist ein wunderbares Beispiel dafür, dass man einen Sachverhalt in völliger Klarheit verstanden haben kann und gleichzeitig doch weiß, dass man nur in Bildern und Gleichnissen von ihm reden kann.«

Während eine selbst ernannte leitkulturelle Elite sich abmüht, die wachsende Begeisterung für das Ungreifbar-Begreifliche kleinzureden, stimmt die Bevölkerung mit den Füßen ab, indem sie sich auf den Weg nach ganz woandershin macht. In meinem Land ist das ja bekanntlich sogar recht handfest mit dem Stimmzettel möglich. Beispielsweise erzwang das Schweizer Stimmvolk 2009 per Volksabstimmung mit großer Mehrheit die Wiederaufnahme der anthroposophischen Medizin in den Grundleistungskatalog der Krankenversicherungen, nachdem ebendiese Methode, neben anderen alternativen Verfahren, behördlicherseits aus der Versicherungspflicht gekippt worden war. Im erwähnten Werk von Lange-Eichbaum finden wir zu Rudolf Steiner, dem Begründer der Anthroposophie, nun Folgendes: »Wie unzählig andere Schizophrene vor und nach ihm hat Rudolf Steiner in seiner Psychose das Erlebnis des Sterbens gehabt … Er erlebte ja seine höheren Welten wirklich, er stand offenbar in offener (halluzinatorischer) Sinnenverbindung mit ihnen und erfuhr daher fortwährend etwas Neues. Steiner litt an jener besonderen Verlaufsform der Schizophrenie, deren verschiedene Varianten Emil Kraepelin unter dem Namen Paraphrenien zusammenfasste: *Paraphrenia expansiva, confabulans* und *phantastica*. Alle drei Untergruppen erfüllt Steiner in ihren Merkmalen.«[4]

Wer unbedingt will, möge sich frei entscheiden, ob in Richtung Rudolf Steiner oder in Richtung von Jesus Christus: Geisteskranker und Betrüger oder göttlich begnadete Heiler und spirituelle Botschafter? In aller Bescheidenheit empfehle ich einen dritten Weg: mit möglichst wenig Vorurteilen persönliche Erfahrungen machen. Dem Phänomen der Paraerfahrungen mit Offenheit begegnen, ohne dabei die eigene Kritikfähigkeit aufzugeben. Erfahrungen zu sammeln hinsichtlich der Wirkungen spezieller Begabungen von bestimmten Menschen. Auf dieser Reise in die Erfahrungswelt moderner Mystiker befinde ich mich seit Jahrzehnten. Ich habe mich darauf innerlich vorbereitet und gehe meinen Weg konkret, praktisch, äußerlich. Eine unglaublich faszinierende Reise! Darüber berichte ich in den meisten Geschichten in diesem Buch.

Und, was auch noch vermerkt werden sollte: Ich habe dabei so gut wie keine Geisteskranken und Betrüger angetroffen. Zwar sind manche Protagonisten bezüglich ihres persönlichen Wirkungsgrads allzu optimistisch. Sie sehen ihre Erfolge wie durch ein Vergrößerungsglas, die Misserfolge hingegen so verkleinert, dass sie fast aus dem Blick zu verschwinden scheinen. Auch das schafft überhöhte, unrealistische Erwartungen seitens ihrer Klientel. Enttäuschungen können da nicht ausbleiben. Von den Dutzenden Heilern und Medien, die ich kennengelernt habe, wurden praktisch alle von Schülern und Anhängern

4 W. Lange-Eichbaum/W. Kurth: *Genie, Irrsinn und Ruhm*. München und Basel 1967/1979/2000, S. 534

idealisiert oder gar in den »Heiligenstand« erhoben. Die Gefahr dabei ist die Suspendierung des eigenen kritischen Denkens, ist der Abschied vom gesunden Menschenverstand. Und, was die eigene Gesundheit angeht, leider oft auch die Ablehnung der modernen Medizin, die in manchen von mir beobachteten Fällen hätte Leben retten können.

Es würde der Medizin im Allgemeinen und der Psychiatrie im Speziellen gut anstehen, sich näher mit diesen Phänomenen zu befassen und sich ein differenzierteres Urteil zu erarbeiten, als dies bisher der Fall war. Es reicht meines Erachtens nicht aus, dass man sich in diesen Kreisen weiter vornehm zurückhält. Das gibt Klassifikationssystemen Raum, die nicht nur die Grenzen von echter Wissenschaftlichkeit, sondern auch die von Anstand und Bescheidenheit überschreiten. Die aber von Kollegen, die sich der Grenzen ihres Faches nicht bewusst sind, leider immer noch benutzt werden, weil sie probate, einfache Deutungsmuster ermöglichen.

Kann eine Psychiatrie überhaupt auf Dauer Erfolg haben, die zulässt, dass weltweit eine in die Hunderttausende oder Millionen gehende Zahl von Heilern und Medien pauschal und undifferenziert als geisteskrank gedemütigt und erniedrigt wird? Und das, ironischerweise, in Ferndiagnose! Nicht zu reden von dem wachsenden Teil der Bevölkerung, der diese Menschen und ihre Begabungen ganz anders wahrnimmt. Hat unsere moderne Psychiatrie nicht doch Besseres zu bieten?

Mindestens ebenso, wie es um diese Menschen mit Sonderbegabungen geht, geht es auch um das Wohl unserer Patienten. Solange geistig-mystische Erfahrung ausschließlich als krankhaft angesehen wird und die entsprechenden Wahrnehmungen diagnostisch auf Hirnerkrankungen reduziert werden, berauben wir die betroffenen Menschen auch ihrer Hoffnung auf die

Wiedererlangung einer seelischen Balance. Gleichzeitig diffamieren wir die spirituelle Ausrichtung von Millionen, ja Milliarden Menschen als eine Flucht aus der Realität oder als ein Verharren im Gefängnis von Dummheit und Aberglauben.

Im Geiste der Menschenrechte dürfen auch die Atheisten und Skeptiker für ihren Glauben die Glaubensfreiheit in Anspruch nehmen. Wäre es nicht gut, sie würden der Gegenseite das gleiche Recht zubilligen? Würden Christen, Buddhisten, Muslime wegen ihrer Rituale und Überzeugungen in ähnlicher Weise angegriffen und verspottet wie spirituelle Sucher und »Esoteriker«, so träten die Wächter über die Antirassismus-Strafnorm ohne Verzug auf den Plan!

Abschließend noch eine ehrliche Antwort zu einer typischen Gretchenfrage:

Gibt es Wunderheilungen?

Ja, es gibt unerklärliche Heilungen nach der Behandlung durch Geistheiler! Dafür stehe ich ein.

»Das sind bloße Placeboeffekte«, sagen die Kritiker.

»Das ist Hans was Heiri«, würde man umgangssprachlich bei uns in der Schweiz sagen. In Deutschland, klärt mich mein Lektor auf, wäre es: »gehupft wie gesprungen«. Womit ich hoffentlich, und nicht nur damit, auch meinen Lesern im »großen Kanton« gerecht geworden bin. Die beneiden uns Schweizer zwar immer wieder für unsere relative Liberalität allem gegenüber, was wie »Geistheilung« anmutet. Mag sein, dass da was dran ist. Ob es allerdings jemals, hier wie dort, zu einer anerkannten Fachrichtung »Parapsychiatrie« kommt, wird die Zukunft zeigen …

DANK

Mein Dank gilt in erster Linie den vielen Heilerpersonen und Medien, die mir in fast 20 Jahren praktischer Zusammenarbeit eine kaum überblickbare Fülle an Erfahrungen vermittelt haben und mir außerdem zahlreiche Heilungen und Einsichten schenkten.

Meiner Frau Nina gilt ein großes Dankeschön! Sie hat mir während der fast einjährigen Schreibphase viele Aufgaben abgenommen und mir so den Rücken freigehalten für die Arbeit am Manuskript.

Last but not least gilt ein besonderer Dank dem Verlagsleiter Eckhard Graf. Als Autor habe ich seine intensive Betreuung erstmals als überraschende und ungeheuer hilfreiche Unterstützung genossen.